『十三五』國家重點圖書出版規劃項目

國家圖書館藏中醫稿抄本精粹

GUOJIA TUSHUGUAN CANG ZHONGYI GAO-CHAOBEN JINGCUI

張志斌　鄭金生　主編

8

廣西師範大學出版社

GUANGXI NORMAL UNIVERSITY PRESS

·桂林·

# 第八册目录

御製本草品彙精要（二）

石之土

黄石脂 無毒

土石生

黄石脂主養脾氣安五臟調中大人小兒洩痢腸癖下膿血去白蟲除黄疸癰疽蟲

久服輕身延年

所錄　名醫

| 色 | 質 | 用 | 時 | | 地 | 名 |
|---|---|---|---|---|---|---|
| | | | 採生 | | 圖經曰 | 黃符 |
| 黃 | 類滑石而酥輭 | 文理膩綴唇者為上 | 無時 | 無時 | 生嵩高山色如鶯雛吳氏謂之黃符如狨腦鷹雛者今潞州亦有之然醫家所用之惟赤白二種也 | |

| 味 | 性 | 氣 | 臭 | 主 | 助 | 反 | 製 |
|---|---|---|---|---|---|---|---|
| 苦 | 平洩 | 味厚於氣陰中之陽 | 朽 | 養脾氣固腸胃 | 曾青爲之使 | 畏蜚蠊黃連甘草惡細辛 | 凡使須研如粉以新汲水投器中攪不住手飛過三度澄者去之取飛過 |

禁

不得食卵味

者入

藥用

石之土

白石脂 無毒

土石生

潞州白石脂

白石脂主養肺氣厚腸補骨髓療五臟驚

悸不足心下煩止腹痛下水小腸澼熱溏

便膿血女子崩中漏下赤白沃排癰疽瘡

痔久服安心不饑輕身長年 名醫
所錄

名 白符

地 圖經曰生泰山之陰蘇恭云出慈州
諸山泰山左側不聞有之今惟潞州
有焉潞與慈相近此亦應可用古斷
下方多用之今醫家亦多用也 唐本
注云出杭州餘杭山今不採而蘇州
今乃見貢然入藥不甚佳惟延州山

中所出最良揭兩石中取之延州每
以蓄冠圍城若無水乃撅地深廣三
五丈以石脂密固貯水得經
時久不滲漏宜以此爲良

| 時採 | 無時 |
| 用 | 紋理細膩者佳 |
| 質 | 類滑石而酥輭 |
| 色 | 白 |
| 味 | 甘酸 |
| 性 | 緩收 |

氣　氣之薄者陽中之陰

主　固腸胃排癰瘍

助　燕屎為之使

反　畏黃芩黃連甘草飛廉惡松脂馬目毒公

治　療圖經曰　小兒臍中汁出不止兼赤腫以石脂末熬溫撲臍中日三良

藥性論云　澀大腸

衍義曰　初生未滿月小兒多啼叫致臍中血出以石脂末貼之即愈未愈微炒過放冷再貼仍不得剝揭

倉　合乾薑等分擣以百遍沸湯和麵為糊溲勻丸如梧桐子大暴乾米飲下

三十九治瀉痢久痢不止更加三十
丸○研半兩如粉和白粥空肚服之
治小兒水痢形羸
不勝湯藥者差

石之土

黑石脂 無毒

土石生

黑石脂

黑石脂主養腎氣強陰主陰蝕瘡止腸澼

洩痢療口瘡咽痛久服益氣不饑延年 <sub>名醫</sub>
所錄

名 石涅　黑符　石墨

地
圖經曰出潁川陽城 <sub>吳氏云</sub> 生洛西
山空地 <sub>陶隱居云</sub> 五石脂如本經療
體亦相似別錄各條所以具載今醫
家惟用赤白二脂餘三色脂而無正
用惟黑石脂乃可
畫用今用亦稀也

時
採無時

| 用 | 質 | 色 | 味 | 性 | 氣 | 臭 | 主 |
|---|---|---|---|---|---|---|---|
| 文理膩綴唇者爲佳 | 類滑石而酥輭 | 黑 | 鹹 | 平輭 | 味厚於氣陰中之陽 | 朽 | 益腎氣固腸胃 |

反　畏黄芩大黄

製　雷公云　凡使須研如粉用新汲水投
於器中攪不住手飛過三度澄者去
之取飛
過者用

治
治療　唐本注云　治下痢

石之土

白青　無毒

石生

白青

白青 _出神農本經_

主明目利九竅耳聾心下邪

氣令人吐殺諸毒三蟲久服通神明輕身

延年不老 _神農本經_ 可消爲銅劍辟五兵

_以上朱字_

_以上黑字_

名醫所錄

|  | 地 | | 時 | 用 | 質 | 色 | 味 |
|---|---|---|---|---|---|---|---|
| 圖經曰生豫章山谷 [唐本注曰] 其白青似空青圓如鐵珠色白而腹不空者是也研之色白如碧亦謂之碧青不入畫用無空青時亦用之名魚目青以形似魚目故也今出簡州梓州者好 | | | 採 無時 | 白如碧者爲好 | 類空青而腹不空 | 白碧 | 甘酸鹹 |

| | 石之土 | | | | 製 | 主 | 臭 | 氣 | 性 |
|---|---|---|---|---|---|---|---|---|---|
| | 綠青 無毒 | | | | 先擣羅更以水飛極細候乾再研用 | 通九竅殺諸蟲 | 朽 | 味厚氣薄陰中之陽 | 平緩 |
| | 石生 | | | | | | | | |

```
┌─────────────┐
│　信州綠青　│
└─────────────┘
```

綠青主益氣療齆音鼻止洩痢名醫
求　　　　　所錄

名石綠

地圖經曰舊不著所出州土但云生山
之陰穴中空青條云生益州山谷及
越巂山有銅處此物當是生其山之
陰耳今出韶州信州其色青白即畫

工用畫綠色者極有大塊其中青白
花交可愛信州人用琢爲腰帶環及
婦人服飾其入藥者當用

顆塊如乳香不挾石者佳

【時】採生　無時　無時

【用】顆塊不挾石者佳

【色】綠

【味】酸

【性】寒

【氣】味厚於氣陰也

臭 朽

主 益氣止痢

製 圖經曰先擣羅更用水飛過乃再研至細用

治療 圖經曰吐風痰

倉 取二三錢匕同龍腦三四豆許研匀以生薄苛汁合溫酒調服治風痰眩悶使偃卧須臾涎自口角流出乃愈

石之土

扁青 無毒

石生

扁青

音扁　青　本經　主目痛明目折跌音
褊　　　　　　　　　　　　　　迸癃腫

金瘡不瘳音　破積聚解毒氣利精神久服
　　　抽

輕身不老神農本經　去寒熱風痺及丈夫

莖中百病益精名醫所錄
以上黑字

以上朱字

用
片塊而色青者爲好

時
採
無時

不同難以爲一物也明矣
有所自況其性味治證各有
扁作片而色淺前人擬質命名必
其綠青形塊如拳而色綠扁青
云綠青即扁青二論乃爲一種也
謹按蘓恭云扁青即綠青唐本注
扁作片而色淺也
更佳簡州梓州者形
中時或有空者武昌出片塊者其色
舶上來者形塊大如拳其色又青腹
地
唐本注云
出朱崖巴南及林邑扶南
地
圖經曰生朱崖山谷武都朱殊提㸅音賭

色　青

味　甘

性　平緩

氣　氣薄味厚陰中之陽

臭　朽

主　消瘡腫養精神

製　先擣下篩更用水飛過至細乃再研

冶　療別錄云　治丈夫內絕令人有子

三四

石之水

石中黄子 <sub>無毒</sub>

石生

石中黄子久服輕身延年不老 <sub>名醫所錄</sub>

地圖經曰本經不載所生州土云出禹餘糧處有之今惟出河中府中條山

玉石部

二三

谷內舊說是餘糧殼中未成餘糧黃

濁水今云其石形如麪剿紫黑色石

皮內黃色者謂之中黃據此兩說小

異今按抱朴子云石中黃所在有

之近水之山尤多石中其石常

潤濕不燥打石石中重見之赤

之黃溶溶如雞子之在殼得者即當飲

之不爾便堅凝如石不中服也破一

石中多者有一升少者數合未服當正

及未堅時飲之其堅凝亦可未服也

若然舊說是初破取者今所用是久

而堅凝者爾陶云石芝品中有石中黃

子非也 [衍義曰] 石中黃子此子字誤

也子當作水況當條自言未成餘糧

者黃濁水焉得却名之子也若言未乾

者亦不得謂之子也乃水字無乾

疑矣

| 時 | | | | |
|---|---|---|---|---|
| 生<br>採 | 用 | 色 | 味 | 性 |
| 無時<br>無時 | 石中黃濁水 | 黃 | 甘 | 平緩 |

臭　朽

氣　氣之薄者陽中之陰

製

研細用

石之土

無名異 無毒

無名異 石生

廣州無名異

無名異　宜州無名異

無名異主金瘡折傷內損止痛生肌肉　名醫

所錄

地圖經曰出大食國生於石上狀如黑
石炭蕃人以油鍊如鸎石嚼之如餳
今廣州山石中及宜州南八里龍濟
山中亦有之其色黑褐大者如彈丸

小者如黑石子也

| 氣 | 性 | 味 | 色 | 質 | 用 | 時 | |
|---|---|---|---|---|---|---|---|
| 氣之薄者陽中之陰 | 平緩 | 甘 | 黑褐 | 類墨石而成碎顆 | 如鹽石者佳 | 採 無時 | 生 無時 |

臭 朽

主 續骨長肉

治療 圖經曰 消腫毒癰疽

石之石

菩薩石 無毒 石生

菩薩石

菩薩石解藥毒蠱毒及金石藥發動作癰

疽渴疾消撲損瘀血止熱狂驚癇通月經

解風腫除淋並水磨服蛇蟲蜂蝎狼犬毒

箭等所傷並末傅之艮

地

衍義曰　出峨嵋山中如水精明澈日

中照出五色如佛之圓光因以名之

今醫家鮮用 別錄云 嘉州峨嵋山有

菩薩石人多採得其色瑩白若泰山

狼牙石上饒州水晶之類日光

射之有五色如佛頂圓光也

時　生無時

採無時

用　明澈者佳

質　類水晶而有光

| 色 | 白 |
| --- | --- |
| 味 | 淡 |
| 性 | 平寒 |
| 氣 | 氣之薄者陽中之陰 |
| 臭 | 朽 |
| 主 | 解諸毒傅瘡瘍 |

石之土

婆娑石 無毒 石生

婆娑石

婆娑石主解一切藥毒瘴疫熱悶頭痛　名醫所錄

名　摩娑石

地　圖經曰生南海胡人尤珍貴之無斑點有金星磨成乳汁者為上以金裝

飾作指彄帶之每欲食及食罷輒含
呪數四以防毒今人有得指面許塊
則價直甚重又有豆斑石雛亦解毒
功力不及復有鄂綠有文理磨鐵成
銅色人多以此為之非真凡欲驗真
者以水磨點雞冠熱血當化成水是
也

| 味 | 色 | 質 | 時 |
|---|---|---|---|
| | | | 〔採〕〔生〕 |
| 淡 | 綠 | 類石綠而有金星 | 無時　無時 |

性　平

氣　氣之薄者陽中之陰

臭　朽

解　一切藥毒

石之石

爐甘石　無毒　土生

炉甘石

炉甘石主風熱赤眼或癢或痛漸生瞖膜
及治下部生瘡津唾調敷 今補

地 謹按此種出川廣池州山谷其形膩
輭稜層作塊大小不一有粉紅色如
梅花辮者亦有青白色而挾石者入
藥惟以純白而膩者佳餘色黧礦爲

| 臭 | 氣 | 性 | 味 | 色 | 用 | 時 | |
|---|---|---|---|---|---|---|---|
| 朽 | 氣之薄者陽中之陰 | 平 | 甘 | 白 | 如羊腦者佳 | 生無時 採無時 | 劣今以點鍊蟹殼銅而成黃銅者即此也 |

主　明目退臀

製　凡使以炭火鍛赤童子小便淬三十次研細用黃連龍膽草各一兩當歸三錢煎水二盞飛過訖重湯蒸乾再研約一日令極細如麪用

治療　製過甘石目昏赤瞹淚羞明及風眼赤爛隱澀疼痛暴發腫痛臀膜遮睛

倉　製過甘石四兩合膩粉白硇砂白礬黃連各半兩銅青一兩半白丁香乳香鉛白霜膽礬各一字另研令極細每用少許點治新久病眼昏澀難開臀膜遮睛或成胬肉冷淚及暴發赤眼腫痛○製過甘石一兩合珍珠孩兒茶輕粉枯白礬各一分片腦少許治下部瘡

石之石

鴛管石 無毒

石生

```
┌─────────────┐
│  鴛　管　石  │
└─────────────┘
```

鴛管石主欬嗽痰喘及小兒諸嗽 補 今

謹按此石出蜀地嶺南今濟南歷城
縣有之長二三寸形圓而層層甲錯
地

| 氣 | 性 | 味 | 色 | 質 | 用 | 時 | |
|---|---|---|---|---|---|---|---|
| 氣之薄者陽中之陰 | 平 | 甘 | 白 | 類石鍾乳而極短小 | 中空而明淨者佳 | 採 無時 | 色白酥脆易折中空如管故謂之鵝管石也 |

暈石無毒主石淋磨服之亦燒令赤投酒

中服生大海底如薑石紫褐色極緊似石

是鹹水結成之自然有暈也

流黃香味辛溫無毒去惡氣除冷殺蟲似

流黃而香吳時外國傳云流黃香出都昆

國在扶南南三千里南洲異物志云流黃

香出南海邊諸國今中國用者從西戎來

白師子主白虎病向東人呼爲歷節風置

白師子於病者前自愈此壓伏之義也白

虎鬼古人言如猫在糞堆中亦云是糞神

今特人掃糞莫置門下令人病此療之法

以雞子揩病人痛呪願送著糞堆頭勿反

顧

玄黃石味甘平溫無毒主驚恐身熱邪氣

鎮心久服令人眼明令人悅澤出淄川北

海山谷土石中如赤土代赭之類又有一

名零陵極細研服之如代赭土人用以當

朱呼爲赤石恐是代赭之類也人未用之

石欄杆味辛平無毒主石淋破血産後惡

血磨服亦煮汁服亦火燒投酒中服生大

海底高尺餘如樹有眼莖莖上有孔如物

黝之漁人以網罥得之初從水出微紅後

漸青

玻瓈味辛寒無毒主驚悸心熱能安心明
目去赤眼熨熱腫此西國之寶也是水玉
或云千歲氷化爲之應玉石之類生生土石
中未必是氷今水精珠精者極光明置水
中不見珠也熨目除熱淚或云火燧珠向
日取得火

石髓味甘溫無毒主寒熱中羸瘦無顏色
積聚心腹脹滿食飲不消皮膚枯槁小便

數疾癖塊腹內腸鳴下利腰腳疼冷男子

絕陽女子絕產血氣不調令人肥健能食

合金瘡性壅宜寒瘦人生臨海華蓋山石

窟土人採取澄淘如泥作丸如彈子有白

有黃彌佳矣

霹靂鍼無毒主大驚失心恍惚不識人并

下淋磨服亦煮服此物伺候震處掘地三

尺得之其形非一或言是人所造納與天

曹不知事實今得之亦有似斧刃者亦有

如剉刃者亦有安二孔者一用人間石作

也注出雷州並河東山澤間因雷震後時

多似斧色青黑斑文至硬如玉作枕除魔

夢辟不祥名霹靂屑也

大石鎮宅主灾異不起宅經取大石鎮宅

四隅荆楚歲時記十二月暮日掘宅四角

各埋一大石爲鎮宅又鴻寶萬畢術云埋

也

九石於宅四隅槌桃核七枚則鬽無能殃

金石味甘無毒主久羸瘦不能食無顏色

補腰脚冷令人健壯益陽有暴熱脫髮飛

鍊服之生五臺山清涼寺石中金曆作赤

褐色

玉膏味甘平無毒

石
五
石主延年神仙術家取

蟾蜍膏軟玉如泥以苦酒消之成水此則

為膏之法今玉石間水飲之長生令人體

潤以玉投朱草汁中化成醴朱草瑞物巳

出金水卷中十洲仙記瀛洲有玉膏泉如

酒飲之數杯輒醉令人長生洲上多有仙

家似吳兒雖仙境之事有可憑者故以引

為證也

溫石及燒塼主之得熱氣徹腰腹久患下

部冷久痢腸腹下白膿燒塼並溫石熨及

坐之並差但取堅石燒暖用之非別有溫

石也

印紙無毒主令婦人斷產無子剪有印處

燒灰水服之一錢七神效

煙藥味辛溫有毒主瘰癧五痔瘻癭瘡

根惡腫石黃空青桂心並四兩乾薑一兩

爲末取鐵片闊五寸燒赤以藥置鐵上用

甕椀以豬脂塗椀底藥飛上待冷卽開如

此五度隨瘡孔大小以藥如鼠屎內孔中

麪封之三度根出也無孔者鍼破內之

特蓬殺味辛苦溫小毒主飛金石用之煉

丹亦須用生西國似石脂蠣粉之類能透

金石鐵無礙下通出

阿婆趙榮二藥有小毒主疗腫惡瘡出根

餌瘜肉肉刺齊人以白薑石犬屎緋帛棘

鍼鈎等合成如墨硬土作丸又有阿婆趙

榮藥功狀相同云石灰和諸蟲及緋帛棘

鍼合成之並出臨淄齊州

攣縮腳疼冷風掣癱緩血脈斷絕取乾沙

六月河中諸熱砂主風濕頑痺不仁筋骨

日暴令極熱伏坐其中冷則更易之取熱

徹通汗然後隨病進藥及食忌風冷勞役

本草品彙精要卷之二

本草品彙精要卷之三

玉石部中品之上

雄黃　　　石硫黃　　　雌黃

石膏 玉火 石附　　方解石 自下品今移并增圖　　凝水石

石鍾乳 自上品今移　　殷孽 今增 圖　　孔公孽 今增 圖

石花 唐附 今增圖　　石牀 唐附 今增圖　　長石

理石 今增 圖　　磁石 磁石 毛附　　玄石

陽起石　　礜石 宋附砥石 附今增圖　　桃花石 唐附

已上總四十九種
內一十一種今增圖

鑄鑺鉏孔中黄土　　　　　　　　　　　甑甋中裹白灰

彈丸土　　　　執日取天星上土

大甑中蒸土　　　蚡鼠壤堆上土

塚上土及磚石　　　桑根下土

春牛角上土　　土蜂窠上細土

載鹽車牛角上土　　　驢溺泥土

故鞋底下土

玉石部中品之上

石之石

雄黄 <sub></sub>有毒

石生

階州雄黄

階州水窟雄黃

雄黃本經

出神農

主寒熱鼠瘻惡瘡疽痔死肌

殺精物惡鬼邪氣百蟲毒勝五兵鍊食之

輕身神仙

以上朱字

療疥蟲蟨瘡目痛鼻

神農本經

中息肉及絕筋破骨百節中大風積聚癖

氣中惡腹痛鬼疰殺諸蛇虺毒悅澤人面

餌服之者皆飛入人腦中勝鬼神延年益

壽保中不饑得銅可作金 名醫所錄

名

黃食石 黃石 以上黑字

地圖經曰 生武都山谷燉煌山之陽今

階州山中亦有之形塊如丹砂明澈

不夾石其邑如雞冠者為真有青黑

色而堅者名裹黃訓音有形色似真而

氣臭者名黃並不入藥其臭以醋

洗之便去足以亂真用之尤宜細辨

又階州接西戎界出一種水窟雄黃

生於山巖中有水泉流處其石名青

二

煙石白鮮石雄黃出其中其塊大者
如胡桃小者如粟豆上有孔竅其色
深紅而微紫體極輕虛而功用常
丹竈家尤所貴重或云雄黃之苗
也故南方近金坑冶處時或有之但
不及西來者真正爾【水經云】黃水出
零陽縣西北連巫山溪出雄黃頗有
神異採常以冬月祭祀鑒石深數丈
方得故名焉【衍義曰】雄黃非
金之苗今有金窟處無雄黃條中言
金之所生處處皆得也
雄黃豈處處皆得也

【時】【生】無時 【採】無時

【用】純而不雜爆爆如雞冠色者為佳

| 質 | 色 | 味 | 性 | 氣 | 臭 | 主 | 製 |
|---|---|---|---|---|---|---|---|
| 類石黃而赤亮 | 紅黃 | 苦甘 | 平寒大温 | 氣味俱厚陽中之陰 | 臭 | 瘡瘍辟百邪 | 〔雷公云〕凡修事先以甘草紫背天葵地膽碧稜花四件並細剉每件各五 |

兩雄黃三兩下東流水入坩堝中煑
三伏時漉出擣如粉水飛澄去黑者
曬乾再研

方入藥用

<u>治</u>

療唐本注云辟惡療瘡

尸疰辟百邪思魅殺蠱毒<u>藥性論</u>云治

治疥癬風邪癲癎風瘴蛇蟲犬獸

傷咬<u>陳藏器</u>云裏黃主惡瘡殺蠱

裹瘡疥蟻蝨

<u>補</u>

<u>日華子云</u>久服不饑

<u>含</u>

末合酒服一匙日三治卒中思擊及

刀所傷血滿腹者化血爲水○合細

辛等分研細用一字治偏頭疼左

邊疼嗅入右鼻右邊疼嗅入左鼻

<u>解</u>

入藜蘆毒殺百毒人佩之思神不能近

入山林虎狼伏涉川水毒物不敢傷

石硫黄

石之火

石硫黄 有毒

石生

今人敲取石黄中精明者為雄黃外

黑者為熏黃武都雄黃燒不臭熏黃

燒則臭以

此分別

廣州石硫黃

黃硫土州榮

石硫黃　本經

出神農

王婦人陰蝕疽痔惡血堅

筋骨除頭禿能化金銀銅鐵奇物

字神農

以上朱

本

經

療心腹積聚邪氣冷癖在脇欬逆上氣

脚冷疼弱無力及鼻衂惡瘡下部蟲瘡止

四

血殺疥蟲以上黑字

石硫黄名醫所錄

## 名

石硫黄

## 地

圖經曰石硫黄礬石液也生東海牧
羊山谷中及泰山河西今惟出南海
諸蕃嶺外州郡或有而不甚佳以色
如鵝子初出殼者爲眞謂之崑崙黄
其赤者名石亭脂青色者號冬結石
半白半黑名神驚石並不堪入藥又
有一種土硫黄出廣南及榮州溪澗
水中流出其味辛性熱腥臭可煎鍊
成汁以模鎬作器蜀中雅州亦出光
膩甚好功力不及舶上來者按古方
書未有服餌硫黄者其經所說功用
止於治瘡蝕及積聚冷氣腳弱而已

世遂火鍊治爲常服丸散觀其製鍊
服食之法殊無本源非若乳石之有
議論節度故服之其劾雖
緊而其患更速可不戒之

| 時 | 用 | 色 | 味 | 性 | 氣 |
|---|---|---|---|---|---|
| 生 無時　採 八月九月取 | 瑩淨無夾石者爲佳 | 淡黄 | 酸 | 温大熱 | 氣厚味薄陽也 |

五

臭

　臭

主

　心腹積聚冷癖邪氣

助

　石亭脂曾青爲之使

反

　朴消石亭脂畏細辛飛廉鐵

製

　雷公云　凡用硫黃四兩先以龍尾蒿

　自然汁一鑑東流水三鑑紫背天葵

　汁一鑑粟遂子莖汁四件合之攪令

　勻入堝堝用六一泥固濟底下將硫

　黃碎之入於堝中以前件藥汁旋旋

　添入火煮之汁盡爲度了再以百部

　末十兩柳蚛末二斤一簇草二斤細

　剉之以東流水并藥等同煮硫黃二

伏時日滿去諸藥取用熟甘草
湯洗了入鉢中研二萬匝方用

治

療 藥性論云 錬服能下氣主腳弱腰
腎久冷除風頑痺虛損泄精生用
療寒熱欬逆及疥癬 圖經曰 土硫
黃殺疥癬蟲毒 日華子云 石亭脂
壯陽道除疱癬冷氣强筋骨勞損
風勞止嗽上氣及下部痔瘻惡瘡
疥癬殺蟲
臟蟲邪魅

解

中硫黃毒以豬肉鴨羮餘甘子並解
之

石之石

雌黃 有毒        石生

雌黃

出神農本經

主惡瘡頭禿痂疥殺毒蟲蝨身癢邪氣諸毒鍊之久服輕身增年不老

以上朱字神農本經

蝕鼻中息肉下部䘌瘡身面白駮散皮膚死肌及恍惚邪氣殺蜂蛇毒久

服令人腦滿 名醫所錄

以上黑字

地
<table>
<tr><td>圖經曰</td></tr>
</table>
生武都山谷與雄黃同山其
陰山有金金精熏則生雌黃今出階
州以其色如金又似雲母甲錯可析
者爲佳其夾石及黑如鐵色者不可
用或云一塊重四兩者析
之可得千重此尤奇好也

時
採
無時

用
輭如爛金可析者爲佳

質
類雲母石

色
黃

| 味 | 性 | 氣 | 臭 | 主 | 製 |
|---|---|---|---|---|---|
| 辛甘 | 平大寒 | 氣之薄者陽中之陰 | 臭 | 辟邪去惡療瘡殺毒 | [雷公云] 凡修事勿令婦人雞犬臭穢等物觸之若犯之者其色黑如鐵不堪用及損人壽每四兩用天碧枝和陽草粟遂子草各五兩三件乾濕加一倍用甆堝子中煑三伏時其色如金汁一梁在堝底下用東流水猛投 |

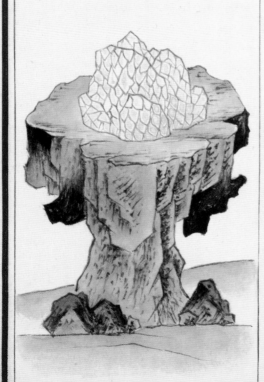

汾州石膏

石之石

石膏　無毒附

　　　玉火石　石生

石之石

含

於中如此淘三度去水取出拭乾於
白中擣篩過研如塵用之不入湯藥
研如粉合醋并雞子黃打令勻塗於
瘡上乾郎更塗治烏癩瘡殺蟲

石膏 出神農本經

主中風寒熱心下逆氣驚喘

口乾舌焦不能息腹中堅痛除邪鬼產乳

金瘡

以上朱字神農本經

除時氣頭痛身熱三焦大

熱皮膚熱腸胃中結氣解肌發汗止消渴

煩逆腹脹暴氣喘息咽熱亦可作浴湯 以上

黑字醫所錄

名 細石

圖經曰 生齊山山谷及齊盧山魯蒙

地 山今汾孟虢耀州與元府亦有之生

於山石上色至瑩白其黃者不堪此
石與方解石絕相類今難得真者惟
取未破者以別之其方解不附石而
生端然獨處外皮有土及水苔色破
之皆作方稜石膏自然明瑩如玉此
為異也 陶隱居云 今出錢塘皆在地
中雨後時時自出取之皆如碁子於此
又不附石生也據本草又似長石議
者又謂青石間往往有白脈貫徹類
肉之有膏肪者為石膏此亦本草所
謂理石也今密州九仙山東南隅地
中出一種石青白而脆擊之內有火
謂之玉火石彼土醫常用之云味甘
微辛溫療傷寒發汗止頭目昏眩痛
功與石膏等彼土人或以當石膏諸
家之說不一其真偽將何據耶按丹

溪云藥之命名固有不可曉者中間
亦多有意義蓋石膏火煅細研醋調
封丹爐其固宻甚於石脂苟非有膏
焉能爲用此兼質與能而得名正與
石脂同意闇孝忠妄以方解石爲石
膏况石膏甘辛本陽明經藥陽明主
肌肉其甘也能緩脾益氣止渴去火
其辛也能解肌出汗上行至頭又入
手太陰手少陽彼方解石質堅性寒
而已其所謂石膏者而可謂三經之
主者焉在哉醫欲責効不亦難乎大
抵石膏當如經中所言有細理白澤
爲眞無細理而不白澤爲僞仍如經
中所言州土方可入藥如此庶不惑
於多岐之論而灼然有定矣

| 時 | 用 | 質 | 色 | 味 | 性 | 氣 | 臭 |
|---|---|---|---|---|---|---|---|
| 採無時 | 細理白色者良 | 類長石而肌細 | 白 | 甘辛 | 微寒一云大寒 | 氣薄味厚陰中之陽 | 朽 |

主　清胃去熱解肌發汗

行　足陽明經手太陰經少陽經

助　雞子爲之使

反　畏鐵惡莽草巴豆馬目毒公

製　雷公云凡使先於石日中搗成粉以
　　密絹羅過生甘草水飛過澄令乾重
　　研用
　　之

治　療藥性論云治傷寒頭痛壯熱皮如
　　火燥煩渴解肌出毒汗通胃中結日華
　　子云煩悶心下急煩躁唇口乾焦
　　子云治天行熱狂下乳頭頭風旋搭

齒益齒[別錄云]熱油湯火燒

瘡痛不可忍擣末傅之愈

粳米治傷寒熱病或大汗後脈洪大

口舌乾燥頭痛大渴不

已○合香白芷治牙痛

合　合葱煎茶服治頭痛○合知母甘草

禁　黃色者令人淋不可服

贗　方解石為偽

石之石

方解石　無毒　土生

| 方解石 |
|:---:|

方解石主胸中留熱結氣黃疸通血脈去

蠱毒

名 　名醫所錄

名 　黃石

地 　[圖經曰]出方山不附石而生端然獨

　處外皮有土及水苔色破之皆作方

| | | | | | | |
|---|---|---|---|---|---|---|
| 性 | 味 | 色 | 質 | 用 | 時 | 稜〔唐本注云〕此種大與石膏相似惟<br>不附石而端然獨處形塊大小不同<br>或在土或生溪水得之敲破皆方解<br>故以爲名今沙州大烏山出者佳 |
| 大寒洩 | 苦辛 | 白 | 類晉礬 | 方而有稜者佳 | 〔採〕無時 | |

氣 氣薄味厚陰中之陽

臭 朽

主 除熱

反 惡巴豆

製 搗為末水飛過用

石之石

凝水石 無毒

土生

德順軍凝水石

汾州凝水石

凝水石 出神農

本經 主身熱腹中積聚邪氣皮

中如火燒煩滿水飲之久服不饑 以上朱字神農

本經 除時氣熱盛五臟伏熱胃中熱煩滿止

渴水腫小腹痺 以上黑字名醫所錄

名 白水石 寒水石 凌水石

地 圖經曰 凝水石鹽之精也生常山山谷及中水縣邯鄲今河東汾隰州德順軍亦有之此有兩種有縱理者有橫理者色清明如雲母可析投置水中與水同色其水凝動者爲佳或日縱理者爲寒水石橫理者爲凝水

卷二 玉石部

石又有一種冷油石全與此相類但

投沸油鐺中油即冷者是也此石有

毒切勿誤用 [行義曰] 凝水石又謂之

寒水石紋理通徹人磨刻爲枕以備

暑月之用入藥須燒過或市人燒入

膩粉中以亂眞不可不察也圖經云

入水凝動者佳如此

則舉世不能得也

[時] [採] 三月取又云無時

[用] 清明如雲母可析者良

[質] 類滑石而有文理

[色] 青黃

| 味 | 辛甘 |
| --- | --- |
| 性 | 寒 一云大寒 |
| 氣 | 氣薄味厚陰中之陽 |
| 臭 | 朽 |
| 主 | 伏熱積聚 |
| 反 | 畏地榆 |
| 製 | 雷公云 每修事十兩以生薑自然汁一鎰煮汁盡為度細研成粉用或以火燒半日淨地坑內盆合四面濕土擁起候經宿取出用 |

治療

治療 藥性論云 能壓丹石毒風去心煩
渴悶解傷寒勞復

歛 合白土爲末用米醋調傅小兒丹毒
皮膚熱赤

解 巴豆毒

贗 冷油石爲僞若誤服之令人腰以下
不能舉

石之土

石鍾乳 無毒

巖穴生

八八

道州石鍾乳

石鍾乳

出神農本經

主欬逆上氣明目益精安
五臟通百節利九竅下乳汁
以上朱字益
氣補虛損療腳弱疼冷下䐸傷竭強陰久
服延年益壽好顏色不老令人有子不鍊
神農本經益

服之令人淋以上黑字

名

公乳　蘆石　夏石　虛中
名醫所錄

地　圖經曰

生少室山谷及泰山道州江華縣連英韶階峽州山中皆有之生巖穴陰處溜山液而成長者五六寸中空相通如鵝翎管狀色白微紅碎之如爪甲中無鴈齒光明者善舊說乳有三種有石鍾乳者其山純石以石津相滋狀如蟬翼者為石鍾乳性溫有竹乳者其山多生篁竹竹津相滋乳如竹狀謂之竹乳性平有茅山乳者其山編生茅草以茅津相滋乳色稍黑而滑潤謂之茅山乳性微寒唐李補闕鍊鍾乳法云取韶州鍾乳無

問厚薄但令顏色明淨光澤者
宜入修鍊惟黃赤者不堪用也

| 時採 | 收 | 用 | 質 | 色 | 味 | 性 |
|---|---|---|---|---|---|---|
| 無時 | 以甆器貯之 | 明淨白薄者爲上 | 類鵝管石而大小不等 | 白微紅 | 甘 | 溫緩 |

氣　氣厚味薄陽中之陰

臭　朽

主　固精壯元氣

助　蛇床為之使

反　惡牡丹玄石牡蒙畏紫石英蘘草

製　雷公云凡修事鍾乳八兩用沉香零
陵藿香甘松白茅等各一兩以水先
煮過一度方用甘草等二味各二兩
再煮了漉出拭乾緩火焙之然後入
臼杵如粉篩過郤入鉢中令有力少
壯者三兩人不住研三日夜勿歇然

後用水飛過以絹籠之於日中曬

令乾又入缽中研二萬遍用之

治療 [療] 藥性論云止寒嗽及通聲 別錄二

[治] 治心煩肝氣不平

[補] 補藥性論云止洩精壯元氣益陽事

日華子云補五勞七傷添精益髓

[禁] 煮不如法服之多發淋渴

[忌] 羊血

[贗] 石腦黃石砂爲贗

石之土

殷孽 無毒　　巖穴生

殷孽

殷孽

出神農

殷孽 本經 主爛傷瘀血洩痢寒熱鼠瘻癥瘕結氣 神農本經 腳冷疼弱 名醫所錄

以上朱字

以上黑字

名 蔞石

地 圖經曰 殷孽卽鍾乳根也生趙國山谷又梁山及南海 唐本注云 盤結如

薑故名薑石 蜀本云 孽之類有五種

惟以次小龍凝者為殷孽蓋原出於

一體而主療有異此但 可以浸酒不堪入藥也

謹按孔公孽殷孽乃種乳之旁出

者也從石室中遍者為孔公孽再溜

長旁岐而中溜者為孔公孽正溜

分岐中實如薑石者曰殷孽正溜

中空而輕者為石鍾乳滴下積久

盤結者為石牀上有楂牙如鹿

角者曰石花三種同體其

上下懸殊而功用亦異也

用 石盤結龍凝者佳

| 質 | 色 | 味 | 性 | 氣 | 臭 | 主 | 反 |
|---|---|---|---|---|---|---|---|
| 類薑岐而長 | 白微紅 | 辛 | 溫散 | 氣之厚者陽也 | 朽 | 壯筋骨消癥瘕 | 畏朮惡防巳 |

孔公孽

製 擣末水飛過用

治 療日華子云治筋骨弱并痔瘻及下乳汁

石之土

孔公孽 無毒

巖穴生

孔公蘖 出神農 主傷食不化邪結氣惡瘡本經

疽瘻痔利九竅下乳汁 以上朱字 男子陰神農本經

瘡女子陰蝕及傷食病常欲眠睡 以上黑字名醫

所錄

名 通石

地 陶隱居云 孔公蘖卽殷蘖根也生梁山山谷亦出始興從石室上汁溜積久盤結者爲鍾乳牀卽此蘖也 唐本注云 此蘖次於鍾乳如牛羊角者中有孔通故名通石也

名通石也

| 時 | 色 | 味 | 性 | 氣 | 臭 | 主 | 助 |
|---|---|---|---|---|---|---|---|
| 採<br>無時 | 白微紅 | 辛 | 温散 | 氣之厚者陽也 | 朽 | 療陰癢消宿食 | 木蘭爲之使 |

| 反 | 惡細辛 |
|---|---|
| 製 | 研細水飛過用 |
| 治 | 療藥性論云治腰冷膝痹毒風男女陰蝕瘡人常欲多睡能使喉聲圓亮日華子云療癥結 補別錄云輕身充肌 |
| 含 | 合酒漬飲之治脚弱 |
| 忌 | 羊血 |

石之土

石花 無毒 巖穴生

石花

石花主腰脚風冷與殷孽同

名醫
所錄

十枝每枝各槎牙分岐如鹿角上有
細文起以指撩之錚錚然有聲此石
花也

| 氣 | 性 | 味 | 色 | 用 | 時 |
|---|---|---|---|---|---|
| | | | | | 採 |
| 氣之厚者陽也 | 溫緩 | 甘 | 白 | 白如霜雪者佳 | 三月九月取 |

臭　朽

主　暖腰膝

製　研細水飛過以酒漬服

治　補日華子云壯筋骨助陽

石之土

石狀　無毒

巖穴生

石牀

名　乳牀　逆石

石牀酒漬服與殷孽同　名醫所錄

圖經曰出南海及趙國梁山山谷從石室中汁溜積久盤結爲牀謂之石牀本經云石牀與殷孽同又云孔公孽殷孽根也鍾乳牀卽孔公孽其次

小而巃嵸者

爲殷孽也

謹按已上四種本乎一體互說紛

紜而無定見竊觀乳之下溜有似

於乳故曰鍾乳二孽亦乳之別溜

猶孟子所謂孽子而亦乳之傍出

者也石牀乃鍾乳水滴盤結於地

如牀故謂之牀牀上生枝幹槎牙

如花者謂之石花憶前

人命名之義有自來矣

時採 無時

用 盤結如牀者佳

色 白

味　甘

性　温緩

氣　氣之厚者陽也

臭　朽

製　研細水飛過用

石之石

長石 無毒

石生

石長州潞

長石

出神農

本經

王身熱四肢寒厥利小便通

血脉明目去瞖眇下三蟲殺蠱毒久服不

饑

以上朱字

神農本經 胃中結氣止消渴下氣除脅

肋肺間邪氣

名醫所錄

以上黑字

名　方石　土石　直石

地

圖經曰　生長子山谷及泰山臨淄今潞州有之文理如馬齒方而潤澤玉色此石頗似石膏但厚大縱理而長爲別耳　陶隱居云　理石亦呼爲長理石　蘇恭云　理石皮黃赤肉白作斜理不似石膏市人刮去皮以代寒水石并當礜石今靈寶丹用長理石爲一物醫家相承用者乃似石膏與今潞州所出長石無異而諸郡無復出理石醫方亦不見單用往往呼長石爲長理石也

謹按本經理石長石二物已立二條其味與功効亦別豈得爲一物

哉今均州遼坂山有之土人

以為理石者是此長石也

| 時 | 採 | 無時 |
| 質 | | 類石膏文如馬齒 |
| 色 | | 白 |
| 味 | | 辛苦 |
| 性 | | 寒散 |
| 氣 | | 氣薄味厚陰中之陽 |
| 臭 | | 朽 |

玉石部

主 利小便殺蠱毒

製 研細水飛過用

石之石 理石無毒 石生

石理

理石出神農主身熱利胃解煩益精明目本經

破積聚去三蟲神農本經除榮衛中去來以上朱字神農本經

大熱結熱解煩毒止消渴及中風痿痹以上

黑字醫所錄

名立制石 肌石

地圖經曰出漢中山谷及盧山今出寧州理石如石膏順理而細唐本注云此石夾兩石間如石脉採用之或在土中重疊而生肉白皮黃赤作斜理文全不似石膏市人或刮削去皮以代寒水石并當礜石今盧山亦無此

物見出襄州西
沉水側者是也

| 臭 | 氣 | 性 | 味 | 色 | 用 | 時[採] |
|---|---|---|---|---|---|---|
| 朽 | 氣之薄者陽中之陰 | 大寒 | 辛甘 | 肉白皮黃赤 | 白淨斜理文者為真 | 無時 |

主 破癖塊

助 滑石爲使

反 惡麻黃

製 研細水飛過用

治 〔補〕〔唐本注云〕令人肥悅

石之石

磁石 〔無毒附〕磁石毛 石生

磁石

磁石磁州石

磁石 本經

出神農

王周痹風濕肢節中痛不可
持物洗洗酸痟 音消 除大熱煩滿及耳聾上
朱字神農本經
養腎臟強骨氣益精除煩通關節
消癰腫鼠瘻頸核喉痛小兒驚癎鍊水飲

之亦令人有子　以上黑字

名

玄石　處石　磁君　名醫所錄

地

圖經曰

鐵處則生其陽今慈州徐州及南海
生泰山山谷及慈山山陰有
傍山中皆有之慈州者最佳能吸鐵
虛連十數針或一二斤刀器回轉不
落者尤真其石中有孔孔中黃赤色
其上有細毛謂之磁石毛性溫功用
尤勝按南州異物志云漲海崎頭水
淺而多磁石徼外大舟以鐵鑷鋼之
者至此多不能過以此言之南海所
出尤多也又本經一名玄石其名
亦自有條以其形質頗同疑重其名
爾

雷公云

人欲驗者一斤磁石四面

只吸鐵一斤者名延年沙四面吸鐵
八兩者曰續末石四面只吸鐵五兩
以來者號磁石蓋磁石爲鐵
之母取鐵猶母之召子焉

| | |
|---|---|
| 時 | 採 無時 |
| 用 | 能吸鐵有力者佳 |
| 質 | 類生鐵 |
| 色 | 赤黑 |
| 味 | 辛鹹 |
| 性 | 寒 |

製　反　助　主　臭　氣

氣薄味厚陰中之陽

朽

滋養腎臟補益精氣

柴胡爲之使

畏黃石脂惡牡丹芥草

雷公云凡修事一斤用五花皮者五花花郎

五加花皮也之一鎰地榆一鎰故綿十五

兩三件並細剉以搥於石上碎作二

三十塊子將磁石於甕孔子中下草

藥以東流水煮三日夜然後漉出拭

乾以布裹之向大石上再搥令細却

入乳鉢中研細如塵以水

沉飛過了又研如粉用之

治

療 藥性論云治肝腎虛風虛身強腰

中不利 日華子云除煩躁消腫毒

小兒誤吞鍼鐵 陳藏器

云止小便白數去瘡瘻

補 日華子云主眼昏筋骨弱五勞七

傷 陳藏器云補絕傷益陽道長肌

膚令人

有子

合 合釀酢封疔腫○合滑石末米飲調

治金瘡腸出者服之差

解 殺鐵毒

贋 玄石爲贋

石之石

玄石 無毒

土石生

玄石主大人小兒驚癇女子絕孕小腹冷
痛少精身重服之令人有子 名醫所錄

| 名 | 玄水石 處石 |
|---|---|
| 地 | 圖經曰 生泰山之陽山陰有銅銅者<br>雌鐵者雄主療與磁石頗亦相近而<br>寒溫銅鐵畏惡乃別蘇恭以爲鐵液<br>此是磁石中無孔光澤純黑者其功<br>劣於磁石又不能懸鍼者卽玄石也<br>今北蕃以磁作禮物其塊多光澤又 |
| 時 | 石醫方罕用耳<br>吸鐵無力疑是此<br>採 無時 |
| 用 | 光澤純黑者好 |
| 質 | 類磁石無孔而不能懸鍼 |

| 色 | 黑 |
| 味 | 鹹 |
| 性 | 温 |
| 氣 | 氣厚於味陽中之陰 |
| 臭 | 朽 |
| 主 | 小兒驚癇女人絕孕 |
| 反 | 惡松脂柏實菌桂 |

石之石

陽起石 無毒

土石生

石之石

齊州陽起石

陽起石

陽起石 出神農
本經

主崩中漏下破子臟中血
癥瘕結氣寒熱腹痛無子陰痿不起補不
足神農本經療男子莖頭寒陰下濕癢去
以上朱字
臭汗消水腫久服不饑令人有子 以上黑
字名醫

名 白石 石生 羊起石

地 圖經曰

白石 生齊山山谷及瑯邪或雲山
陽起山今惟出齊州他處不復有或
云邢州鵲山亦有之然不甚好今齊
州城西惟一土山石出其中彼人謂
之陽起山其山常有溫暖氣雖盛冬
大雪徧境獨此山無積白蓋石氣熏
蒸使然也山惟一穴官中常禁閉至
初冬則州發丁夫遣人監視取之歲
月積久其穴益深鑱鑿他石得之甚
艱以色白肌理瑩明若狼牙者爲上
亦有夾他石作塊者不堪每歲採擇
上供之餘州中貨之不爾市賈無由

得也貨者雖多而精好者亦難得舊
說是雲母根其中猶夾帶雲母今不
復見此色古服食方不見用者今補
下藥多用之 陶隱居云 所出卽與雲
母同而甚似雲母但厚實耳 唐本注
云 此石以白色肌理似殷孽仍夾帶
雲母滋潤者爲良故本經一名白石
今有用純黑如炭者誤矣雲母條中
旣云黑者名雲膽又名地涿服之損
人黑陽起石必爲惡矣經言生齊山
齊山在齊州歷城西北五六里採訪
無陽起石陽起石乃齊山西北六七
里盧山出之本經云或雲山雲盧字
訛矣今泰山沂州惟有黑者其白者
獨出齊州也 別錄云 惟泰山所出
黃者絶佳邢州鵲山出白者亦好

| 臭 | 氣 | 性 | 味 | 色 | 質 | 用 | 時 |
|---|---|---|---|---|---|---|---|
| 朽 | 氣厚於味陽中之陰 | 微溫 | 鹹 | 白 | 類雲母而厚實 | 肌理瑩明者爲佳 | 採無時 |

主　扶陽益陰

助　桑螵蛸爲之使

反　惡澤瀉菌桂雷丸蛇蛻皮石葵畏菟

製　火煆水飛研用不入湯藥

治　療藥性論云除濕痺冷癥寒瘕止月
　　水不定日華子云止帶下溫疫冷

　　氣

　　補藥性論云益腎氣精之腰疼膝冷
　　煖女人子宮日華子云補五勞七
　　傷衍義曰主男子婦人下部虛冷

忌　羊血

石之石

礪石 無毒附
砥石

土生

礪石主破宿血下石淋除癥結伏尸物惡
氣燒赤熱投熱酒中飲之 名醫所錄

石礪

| 名 | 磨石 |
|---|---|
| 地 | 圖經曰 即今磨刀石本經不載所出<br>今處處有之又不欲人踘之令人患<br>帶下未知所由又有越砥石極細磨<br>汁滴目除瘴閛燒赤投酒中破血瘕<br>痛功狀極同名又相近應是礪矣<br>禹貢注云砥細於礪皆磨石也 |
| 時 | 採 無時 |
| 臭 | 朽 |
| 製 | 研細水飛過用 |
| 治 | 療圖經曰 磨刀石涇傅蠼螋溺瘡 |

石之石

桃花石 無毒

石生

信陽軍桃花石

桃花石主大腸中冷膿血痢久服令人肌
熱能食 名醫所錄

地圖經曰 本經不載所出州土注云出
申州鍾山縣今信州赤有之形塊似
赤石脂紫石英輩其色似桃花光潤
而體重以舐之不著舌者爲佳陶隱
居解赤石脂云用義陽者狀如狌腦
色鮮紅可愛蘇恭以爲非是此卽桃
花石也 衍義曰 桃花石有赤白兩種
有赤石地淡白點如桃花片者有淡白
地淡赤點如桃花片者人往往
鑴磨爲器用今人亦罕服食

時採無時

用舐之不著舌者爲佳

色紅白

味　甘

性　温緩

氣　氣之厚者陽也

臭　朽

主　温腸止痢

製　研細水飛過用

治　[補][蜀本云]令人肥悅能食

石之土

石腦　<small>無毒</small>

石生

石腦

石腦主風寒虛損腰脚疼痹安五臟益氣

名醫所錄

名 石飴餅

地 陶隱居云 生名山土石中此石亦鍾
乳之類形如曾青而白色黑斑頓易
破今茅山東及西平山並有鑿土龕
取之今俗方不見用仙經有劉君導仙
散用之又眞誥曰李整採服療風痺
虛損而得長生唐本注又云隋時有
化公者所服亦名石腦出徐州宋里
山初在爛石中入土一丈巳下得之
大如雞卵或如棗許觸著卽散如麬
黃白色土人號爲握雪礜石此種實
非下品握

時 生 無時
採 無時

雪礜石也

質 類土粉

| 色 | 黄白 |
| --- | --- |
| 味 | 甘 |
| 性 | 溫緩 |
| 氣 | 氣之厚者陽也 |
| 臭 | 朽 |
| 主 | 安五臟 |
| 製 | 研細用 |

石之石

石蟹 無毒 附
浮石

土石生

南恩州石蟹

石蟹主青盲目淫膚瞖及疗瞖漆瘡細研
水飛過入諸藥相佐用之點目艮名醫所錄

地
圖經曰 生南海今嶺南近海州郡皆

有之體質石也而都與蠣相似又云

是尋常蠣爾年月深久水沫相著因

化成石每遇海潮即飄出又一種入

洞穴年深者亦然 行義曰 石蠣真似

今之生蠣更無異處但有泥與麓石

相著爾又有浮石平無毒亦產海濱

今皮作家用之磨皮上垢無出此石

及治淋止渴殺野獸毒水飛亦

治目中醫有効故附見於此

用
時採生無時

質狀如生蠣

用形體全具者佳

| 色 | 青黑 |
| 味 | 鹹 |
| 性 | 寒軟 |
| 氣 | 氣薄味厚陰也 |
| 臭 | 朽 |
| 主 | 消癭腫去目瞖 |
| 製 | 去泥并麄石細研水飛過用 |
| 治 | 療〔日華子云〕催生血暈天行熱疾並<br>熟水磨服〔浮石〕止渴治淋 |

合治　合醋磨癧腫

禁　妊娠不可服

忌　一切藥毒并蠱毒金石毒野獸毒

石之金

金屑　生有毒　熟無毒　石生

信州生金

益州金屑

金屑主鎮精神堅骨髓通利五臟除邪毒
氣服之神仙 名醫所錄

生金

名 <u>寶藏論云</u> 凡金有二十種

還丹金　水中金　瓜子金

青麩砂金　草砂金

已上五種是真金堪入藥用

雄黃金　雌黃金　曾青金

硫黃金　土中金　生鐵金

熟鐵金　生銅金　偷石金

砂子金　朱砂金　白錫金

土礫砂子金　金母砂子金

黑鉛金

已上十五種是假金不入藥用

地 圖經曰

寧三州尤多生於水底沙中謂之生

金今人乃以毯上淘取又黔南遂府云廣州

吉州水中並產麩金嶺表錄云廣州

洽涯縣有金池彼中居人多養鵝鴨

常於屎中淘得之此也蔡州出瓜子

金最多不獨生於水山石間取之

金雲南出顆塊金俱於山石間取之

其饒信南劍登州金亦多端或有若

山石狀者或有若米豆粒者此類未

經火煅皆為生金不堪入藥其屑古

方不見用者而金薄入藥其屑最為甚便

紅雪紫雪輩皆取金汁用之此亦煅

錬者爾 衍義曰 金屑不曰金而更加

屑字者是已經磨屑如玉漿之義也

生金字者若不煅屑不可入藥顆塊金穴

山或至百十尺若見伴金石定見金

此其石褐色一頭如火燒黑之狀此

金色深赤黃麩金乃江水中淘汰而

得其色淡黃此皆生金若銷鍊之麩

金耗折少塊金耗折多入藥當用

塊金蓋取其金色深則金氣足矣

| | 時 | 用 | 質 | 色 | 味 |
|---|---|---|---|---|---|
| | 採 | | | | |
| | 無時 | 經煆鍊者佳 | 類沙而黃 | 黃 | 辛 |

性 平 散

氣 氣之薄者陽中之陰

臭 朽

主 辟邪去惡鎮心安魄

反 畏水銀惡錫

製 以火煅煉則爲熟金磨屑用或煎取汁用或爲金箔入丸藥用

治 療藥性論云主小兒驚傷五臟風癇失志〔日華子云〕鎮心利血脉〔別錄云〕治風熱上氣咳嗽傷寒肺損吐血骨蒸勞極渴

補 日華子云益五

臟添精補髓

禁 不鍊服之殺人多服傷損肌肉

解 中金毒以鷓鴣肉解之

石之金

銀屑 有毒

石生

饒州銀屑

銀屑主安五臟定心神止驚悸除邪氣久
服輕身長年

名醫所錄

所產之地已備生銀條下屑

地　義與金屑之義同焉然銀屑經言有

毒生銀經言無毒釋者漏略不言蓋

生銀已發生於外無蘊鬱之氣故無

| 氣 | 性 | 味 | 色 | 質 | 用 | 時 | |
|---|---|---|---|---|---|---|---|
| 氣之薄者陽中之陰 | 平散 | 辛 | 白 | 類沙而白亮 | 經煅鍊者良 | 採 無時 | 結之氣未洩故有毒也 毒礦銀尚蘊蓄於石中鬱 |

臭　朽

主　定心志去驚癇

反　惡錫

製　磨錯爲屑用

治療<u>藥性論</u>云主小兒顛疾狂走<u>別錄</u>
云妊娠卒腰背痛如折用水煮服
之破冷
除風

石之金

生銀　有毒附

朱砂銀

石生

饒州生銀

生銀主熱狂驚悸發癇恍惚夜臥不安譫
語（音詹）邪氣鬼祟服之明目鎮心安神定志
小兒諸熱丹毒並以水磨服功勝紫雪（名醫酉）
所錄

名寶藏論云

至藥銀　夫銀有一十七種

　　　　山澤銀　草砂銀

母砂銀　黑鉛銀

白錫銀　巳上五種是真銀堪入藥用

丹陽銀　曾青銀　土碌銀

硫黃銀　砒霜銀　雄黃銀

雌黃銀　鑪石銀　真水銀銀

　　巳上十二種是假銀不入藥用

地

圖經曰　出饒州樂平諸坑生銀鑛中

狀如硬錫文理麤鹿錯自然者真今坑

中所得乃在土石中滲溜成條狀若

絲髮土人謂之老翁鬚似此者極難

得方書用生銀必得此乃真爾別錄

云銀生洛平盧氏縣褐色石打破內

即白生於鉛坑中形如笋子此有變

化之道亦曰自然牙亦曰生鉛又曰

自然鉛可爲利術不堪食鉛內銀性

有毒可用結砂子一種朱砂銀冷無

毒畏石亭脂磁石鐵及忌諸血有延

年益色鎮心安神止驚悸辟邪治中

惡蠱毒心熱煩憂忘虛劣之功故

附于此 行義曰 其生銀即是不自礦

中出而特然自生者又謂之

老翁鬚亦取像而言之耳

時 採 無時

用 文理麤錯自然生者佳

質 狀如硬錫

| 製 | 反 | 主 | 臭 | 氣 | 性 | 味 | 色 |
|---|---|---|---|---|---|---|---|
| 時剉渾安置於藥中借氣生藥力而 雷公云 金銀銅鐵氣凡使在藥中用 | 畏石亭脂磁石 | 鎮心安神 | 朽 | 氣之薄者陽中之陰 | 寒散 | 辛 | 白 |

石之水

水銀　有毒　石生

禁

其性戾服之傷肝

漸漸消除

揩令熱不久

水磨服〔別錄云〕身有赤疵常以銀

〔治療〕日華子云治小兒衝惡熱毒煩悶

藥中用之俱消人脂也

巳若以金銀銅鐵入於

煅水銀爐　取水銀硃砂

水銀 出神農
本經

主疹瘻痂 音
加 瘍 音
羊 白禿殺皮

膚中蝨墮胎除熱殺金銀銅錫毒鎔化還

復爲丹久服神仙不死 以上朱字
神農本經 以傅男

子陰陰消無氣 以上黑字
名醫所錄

　汞 �ュ切紅董

圖經曰 生符陵平土今出秦商道等
州邵武軍而秦州者來自西羌界經
云出自丹砂者乃是山中採麤次朱
砂和硬炭屑勻內陽城鑵內令實以
薄鐵片可鑵口作數小孔掩之仍以
鐵線羅固一鑵貯水承之兩口相接

卷三 玉石部

一五五

鹽泥和豚毛固濟上鑵及縫處候乾
以下鑵入土出口寸許外置爐圍火
煆鍊旁作四竇欲氣達而火熾也候
一時則成水銀溜於下鑵矣　[陶隱居]
[云]今水銀溜於下鑵平土者是出
朱砂腹中亦別出沙地皆青白色最
亦云如此燒煆但其山中所生極多
勝今不聞有此至於西羌來者彼人
至於一山自折裂人採得砂石皆大
塊如升斗碎之乃可燒煆故西來者
極多於南方但不及生者甚能銷化
金銀成泥人以鍍物是也按廣雅謂
之頷丹水銀入藥雖各有法極須審
[衍義曰]水銀益字亦通用爾
謹有毒故也唐韓愈云太學博士李
干遇信安方士柳賁能燒水銀爲不

死藥以鉛滿一鼎按中爲空實以水
銀蓋封四際燒爲丹砂服之下血比
四年病益急乃死余不知服食之說
起自何時殺人不可計而世慕尚之
益至此其惑也在方冊所記及耳聞
傳者不說今親與之遊者刑部尚書
等官李遜輩亦服此藥敗者六七人
矣痛可惜近世有水銀燒成丹砂
醫人不曉研爲藥汞或入
藥中豈弗達誤可不愼歟

卷三 玉石部

| 反 | 助 | 主 | 臭 | 氣 | 性 | 味 | 色 |
|---|---|---|---|---|---|---|---|
| 畏磁石 | 得鉛則凝得硫黃則結得紫河車則伏與棗肉研之則散 | 殺蟲疥下死胎 | 朽 | 氣之薄者陽中之陰 | 寒 | 辛 | 白 |

製 凡使勿用草中取者并舊朱
漆中者及經別藥制過者在屍過者
半生半死者若在朱砂中產出者其
色微紅收得後用胡蘆貯之則免遺
失若先以紫背天葵并夜交藤自然
汁二味同煑一伏時其毒自退每修
十兩用前二味汁各
七鎰和合煑足爲度

治 療藥性論云 療癮疥殺蟲 日華子云
治天行熱疾催生下死胎惡瘡除
云 風利水道去熱毒 陳藏器
風安神鎮心 陳藏器

禁 婦人服之絕娠及墮胎人人耳能食
腦至盡入肉令百節攣縮倒陰絕陽
殺五金毒鍍金燒粉人患風須飲酒

解 食肥豬肉及服鐵漿以禦其毒

水銀粉

石之金

水銀粉　無毒

煆錬成

水銀粉主通大腸傳小兒疳并瘰癧殺瘡

疥癬蟲及鼻上酒皶風瘡燥癢所錄 名醫所錄

[名]

汞粉　輕粉　峭粉

謹按升符陵平土水銀作輕粉凡作
粉先要作麴其作麴之法以皂礬一
斤鹽減半二味入舊鐵鍋內以慢火
炒之仍以鐵方鏟攪不住手炒乾成
麴如柳青色其升粉法先置一平臺
高三尺餘徑二尺不拘磚埴以荊柴
炭一斤碎之如核桃大熾于臺上扇
熾每升粉一料用水銀一兩二錢麴
二兩二錢內石臼內石杵研不見水
銀星爲度却入白礬粗末二錢三味

攪勻平攤鐵鑿中心約厚三分許鵝
翎遍挿小孔將澄漿尤盆覆之縫以
鹽泥固濟勿令太實實則難起置鑿
于熾火上候微熱以手蘸水輕抹其
縫及盆復用磚疎立鑿下周護火氣
待火盡盆溫揭之勿令手重重則振
落其粉凝于盆底狀若雪花而瑩潔
以翎掃之甕器收貯其盆鑿濁滓入

收

甕器貯之
經修鍊詳不過此
後料再升此法日

用

有鋒鋩入水不沉者佳

質

類雪花

| 色 | 味 | 性 | 氣 | 主 | 反 | 製 | 治 |
|---|---|---|---|---|---|---|---|
| 白 | 辛 | 冷 | 氣之薄者陽中之陰 | 殺蟲 | 畏磁石石黃 | 研細用 | 衍義曰 小兒涎潮瘛瘲以此主之 |

禁　虛人不宜服

忌　一切血

贋　寒水石糯米粉明瓦屑爲贋

石之水

靈砂　無毒　煅煉成

靈砂

靈砂主五臟百病養神安魂魄益氣明目

通血脉止煩滿益精神殺精魅惡鬼氣久

服通神明不老輕身神仙令人心靈所 名醫所錄

名

地

二氣砂

謹按升鍊之法用符陵平土水銀四

兩入鐵鍋內以硫黃末一兩徐徐投

下慢火炒作青砂頭候冷研細內陽

城罐中上坐鐵盏將鐵線纏束數匝

釘紐之彈線聲清亮爲緊以赤石脂

入鹽密封其縫仍用鹽泥和豬毛通

令固濟厚一大指許日乾之藉以鐵

架圍磚作爐外以文火自下煆至罐

| 味 | 色 | 質 | 用 | 收 | | | | | |
|---|---|---|---|---|---|---|---|---|---|
| 甘 | 紫赤 | 類蜜陀僧而赤 | 砂如束針紋者 | 甆器盛貯 | 矣成就 | 取出其砂升凝盞底如束針紋者則 | 貯水淺則益之乃既濟之義也候冷 | 漸加至罐口候香爐二炷爲度鐵盞 | 底約紅寸餘以香爐一炷復用武火 |

性 溫緩

氣 氣味俱厚陽也

臭 腥

主 安魂魄益精神

反 畏鹹水惡磁石

製 研細用

治 療別錄云除風冷

石之水

蜜陀僧　有小　毒　土生

廣州蜜陀僧

蜜陀僧主久痢五痔金瘡面上瘢皯面膏

藥用之所錄

名醫所錄

名

没多僧

玉石部

本草品彙精要　卷三

地

【圖經曰】舊不載所出州土注云出波
斯國今嶺南閩中銀銅冶處亦有之
其初採礦時銀銅相雜先以鉛同煎
煉銀隨鉛出又採山木葉燒灰開地
作爐填灰其中謂之灰池置銀鉛於
灰上候火大銀鉛滲灰下銀結於
積久遂成此物即銀鉛脚也今之用
者往往是此未必胡中來者形似黃
籠齒而堅重者佳【別錄云】今之市者
乃是用甕瓶實鉛丹銀成塊大者尚
有瓶之形狀銀冶所出最良而罕有
其外國來者未嘗見之

時

【採】則無時

| 用 | 質 | 色 | 味 | 性 | 氣 | 臭 | 主 |
|---|---|---|---|---|---|---|---|
| 金色者爲好 | 類黃龍齒而堅重 | 黃 | 鹹辛 | 平輭 | 味厚於氣陰中之陽 | 腥 | 澀痢去瘀 |

製 [雷公云] 凡使擣令細於甆堝中安置

用重絹袋盛柳蚪末焙蜜陀僧堝中

次下東流水浸令滿火煮一

伏時足去柳末絹袋取用

治 [療蜀本注云] 主諸痔及腸癖下血不

止 [日華子云] 鎮心補五臟驚癎嗽

嘔及吐痰 [別錄云] 治

口瘡豆瘡瘢面靨

合 [含治] 合人乳調塗面治野䵟斑點及令面

上生光并瘡臭皰

水之木

珊瑚 無毒 石生

廣州珊瑚

珊瑚主宿血去目中瞖鼻衂末吹鼻中<sup>名醫</sup>

所錄

[地]

<u>圖經曰</u>生南海及波斯國師子國今廣州亦有之生海底作枝柯狀明潤如紅玉中多有孔亦有無孔者枝柯多者更難得海中經曰取珊瑚先作

鐵網沉水底珊瑚貫中而生歲高三
二尺有枝無葉因絞網出之皆擢折
故難得完好者漢積翠池中有高一
丈餘者夜有光影晉石崇家有高六
七尺今並不聞有此高大者〔衍義曰
一種紅油色有細縱紋可愛又有鉛
丹色無縱紋者爲下入藥用紅油色
者當見一本高尺許兩枝直上分十
餘岐將至其顚則交合連理仍紅潤
有縱紋亦一異也其所初生時白如
菌一歲而黃三歲則赤枝幹交錯高
三四尺網發其根絞而出之失時不

時

〔採〕無時

腐則取

取則腐矣

| 用 | 質 | 色 | 味 | 性 | 氣 | 臭 | 主 |
|---|---|---|---|---|---|---|---|
| 紅色有細縱紋者佳 | 類珢玙而紅潤 | 紅 | 甘 | 平緩 | 氣之薄者陽中之陰 | 朽 | 鎮心止驚退瞖目 |

石之石

馬瑙 無毒

石生

瑪 馬

馬瑙主辟惡熨目赤爛 名醫所錄

地 瑪瑙赤美石之類重寶也今中國貴以

圖經曰自西國玉石間來紅色似馬

爲器〔陳藏器〕云出日本國用研木不

熟者爲上研木熟者非眞也〔衍義曰〕

馬瑙非石非玉自是一類有紅白黑

色三種亦有其紋如纏絲等理出西

裔者佳彼土人以小者碾爲玩好之

物大者碾爲器今古方藥多用之

| 時 | 〔採〕無時 |
| 用 | 研木不熟者爲佳 |
| 質 | 類玉而有紋絲 |
| 色 | 紅白 |
| 味 | 辛 |

性 寒 散

氣 氣之薄者陽中之陰

臭 朽

二十種陳藏器餘

天子藉田三推犁下土無毒主驚悸癲邪

安神定魄强志入官不懼利見大官宜婚

帀王者所封五色土亦其次焉已前主病

正爾水服餘皆藏寶

社壇四角土牧宰臨官自取以塗門戶主

盜不入境今郡縣皆有社壇也

土地主歛萬物毒人患發背者掘地爲孔

一頭傍通取風以穴大小可腫處仰臥穴

上令癰入穴孔中熻之作三五筒覺熱卽

易仍以物藉他處又人卒患急黃熱盛欲

死者於沙土中掘坎斜埋患人令頭出土

上灌之久乃出曾試有劾當是土能收攝

熱也又人患丹石發腫以腫處於濕地上

臥熨之地熱易之

市門土無毒主婦人易產取土臨月帶之

又臨月產時取一錢七末酒服之又撚爲

尢小兒於苦瓠中作白龍乞兒此法崔知

悌方文多不錄

自然灰主白癜風癧瘍重淋取汁和醋先

以布揩白癜風破傅之當爲瘡勿怪能輟

瑠璃玉石如泥至易雕刻及澣衣令白洗

惡瘡疥癣驗於諸灰生海中如黃土南中

異物志云自然灰生南海畔可澣衣石得

此灰卽爛可爲器令馬瑙等形質異者先

以此灰埋之令輭然後雕刻之也

鑄鐘黃土無毒主卒心疞痃忤惡氣置酒

中溫服之彌佳也

戶垠下土無毒主產後腹痛末一錢七酒

中熱服之戶者門之別名也新注云和雄

雀糞煖酒服方寸匕治吹妳効

鑄鏵鉏孔中黃土主丈夫陰囊濕癢細末

摸之亦去陰汗最佳

甕甌中裹白灰主遊腫醋磨傅之甕器物

初燒時相隔皆以灰爲泥然後燒之甌甕

也但看裏有卽收之

彈丸土無毒主難產末一錢匕熱酒調服

之大有功効也

執日取天星上土和栢葉薰草以塗門戶

方一尺盜賊不來抱朴子亦云有之

大甑中蒸土一兩碩熟坐卧其上取病處

熟徹汗徧身仍隨疾服藥和鼠壤用亦得

蚡鼠壤堆上土苦酒和爲泥傅腫極効又

云鬾疰氣痛取土以秫米甘汁搜作餅燒

令熱以物裏熨痛處凡蚡鼠是野田中尖

嘴鼠也

塚上土及磚石主温疫五月一日取之尤

器中盛埋之著門外堦下合家不患時氣

又正月朝旱將物去塚頭取古塼一口將

呪要斷一年無時疫懸安大門也

桑根下土搜成泥餅傅風腫上仍灸三二

十壯取熱通瘡中又人中惡風水肉腫一

簡差以土堄灸二百壯當下黄水即差也

春牛角上土收置戶上令人宜田

土蜂窠上細土主腫毒醋和爲泥傅之亦

主蜘蛛咬土蜂者在地土中作窠者是

載鹽車牛角上土主惡瘡黃汁出不差漸

潰者取土封之卽止牛角謂是車邊脂角

也好用

驢溺泥土主蜘蛛咬先用醋泔汁洗瘡然

後泥傅之黑驢彌佳浮汁洗之更好

故鞋底下土主人適他方不伏水土刮取

末和水服之不伏水土與諸病有異即其

狀也

本草品彙精要卷之三

玉石部中品之下

二十種陳藏器餘

已上總四十五種

內一十三種今增圖

食鹽　　　大鹽　自下品　　　鹵鹼　自下品
　　　　　　　　今移　　　　　　　今移

戎鹽　鹽藥附自　光明鹽　唐附　綠鹽　唐附
　　　下品今移　　　　　今增　　　　今增
　　　　　　　　　　　　圖　　　　　圖

鐵　　　　生鐵　　　　　鐵粉　宋附
　　　　　　　　　　　　　　　今增
　　　　　　　　　　　　　　　圖

銅鐵　　　鐵落　今增　　鐵華粉　宋附鐵亂粉
　　　　　　　　圖　　　　　　附今增圖

鐵精　鐵藝淬鐵水針砂鍜鑽下鐵　　鐵漿　宋附
　　　屑刀刃犁鑱尖附今增圖　　　　　今增
　　　　　　　　　　　　　　　　　　圖

床四角下土 尪虺　　　　　甘土

二月上壬日取土　　　　　　柱下土

胡鷰窠內土　道中熱塵土

正月十五日燈盞　　　　仰天皮

蟻穴中出土　古塼　　富家中庭土

百舌鳥窠中土　　　　豬槽上垢及土

故茅屋上塵　諸土有毒

玉石部中品之下

石之水

食鹽　無毒　煎錬成

海鹽

解鹽

食鹽主殺鬼蠱邪疰毒氣下部䘌瘡傷寒
寒熱吐胸中痰癖止心腹卒痛堅肌骨<sub></sub>

| 名 | | | |
|---|---|---|---|
| 山鹽 | 木鹽 | 末鹽 | 印鹽 |
| 海鹽 | 白鹽 | 黑鹽 | 解鹽 |
| 澤鹽 | 臭鹽 | 石鹽 | 馬齒鹽 | 柔鹽 赤鹽 |
| 駮鹽 | 青鹽 | 井鹽 | 鹽枕 |

**地**

圖經曰舊不著所出州郡 陶隱居云
有東海北海鹽及河東鹽池梁益有
鹽井交廣有南海鹽西羌有山鹽胡
中有木鹽而邑類不同以河東者為
勝河東鹽今解州安邑兩池所種最
為精好又有并州兩鹽末鹽乃刮鹹

煎鍊不甚佳其鹹蓋下品所著卤鹹

生河東鹽池者是也下品又有大鹽

生邯鄲及河東池澤蘇恭云大鹽即

河東印鹽人之常食者形麤於末鹽

乃似今解鹽也解人取鹽於池傍耕

地沃以池水每鹽南風急則宿昔成

鹽滿畦彼人謂之種鹽東海北海南

海鹽者今滄密楚秀溫台明泉福廣

瓊化諸州官場煮海水作之以給民

食者又謂之澤鹽醫方所謂海鹽是

也其煮鹽之器漢謂之牢盆今或鼓

鐵爲之或編竹爲之上下周以蜃灰

南越志所謂織篾爲鼎和以牡蠣是

廣丈深尺平底寘於竈皆謂之鹽盤

也然後於海濱掘地爲坑上布竹木

覆以蓬芳積沙於其上每潮汐衝沙

卤鹹淋於坑中水退則以火炬照之
卤氣衝火皆滅則卤氣多火不滅則
卤氣少取卤注盤中煎之項刻而就
梁益鹽井者今歸州及四川諸郡皆
有鹽井汲其水以煎作鹽如煮海之
法但以食彼方之民耳然羗胡之鹽
種類自多陶注又云虜中有九種白
鹽食鹽常食者黑鹽柔鹽赤鹽駮鹽
臭鹽馬齒鹽之類今人不能徧識本
經云北海青南海赤今青鹽從西羗
來者形塊方稜明瑩而青黑邑最奇
又通泰海州並有停戶刮鹹煎鹽輸
官如并州末鹽之類以供給江湖極
爲饒衍其味乃優於并州末鹽也濱
州亦有人戶煎鍊草土鹽其邑最麤
黑不堪入藥但可喂馬耳其大鹽戎

鹽鹵鹹光明
鹽詳具下條

| 用 | 白淨者 |
| 色 | 青白 |
| 味 | 鹹 |
| 性 | 溫輭 |
| 氣 | 氣之薄者陽中之陰 |
| 臭 | 朽 |
| 主 | 吐痰涎止霍亂 |

助 漏蘆爲之使

製 炒

治 療藥性論云殺一切毒氣鬼疰尸疰
氣及小兒卒不尿炒鹽於臍中熨
之面上五色瘡及鬑蝠尿瘡蚯蚓
咬瘡鹽湯綿浸搨瘡上日易五六
度瘥以爹心揩齒吐水中洗眼夜
見小字若婦人隱處疼痛以青布
裹鹽熨之下部蝨蟲蝕瘡炒鹽布
裹坐熨之兼主火灼瘡 日華子云
治霍亂心痛及金瘡明目止風淚
邪氣一切蟲傷瘡腫消食滋五味
通大小便小兒疝氣并內腎氣以
葛袋盛於戶口懸之爹母用手撼

盡當愈

布裏踏之令腳心熱愈肝臟氣虛

風冷搏於筋偏體轉筋入腹不可

忍者及一切風身體如蟲行并用

熱鹽湯漬之効治天行後脅脹滿

炒鹽熨之小便澀亦熨臍下見逆

生以鹽塗兒足底并摩產婦腹上

即順凡諸瘡癬嚼鹽塗之治耳中

卒痛蒸鹽熨之又金瘡中風煎鹽

令熱瀝汁瘡上効穀道中疼痛炒

鹽熨之治蜈蚣咬痛嚼鹽沃之及

鹽湯浸痛即止卒中屍遁其壯腹

脹氣急衝心服鹽湯取吐瘥中毒

箭以鹽貼瘡上灸鹽三十壯

治腳氣鹽蒸候熱

踏之令腳心熱愈肝臟氣虛

暖火

臟長肉補皮膚

【合治】

用鹽如雞子大青布裹燒赤內酒中頓服治心痛中惡或連腰臍疼當吐惡物○合槐白皮切蒸治腳氣○炒鹽一大匙合童子小便一升溫服之治霍亂上不得吐下不得利出冷汗氣欲絕者此湯入口即吐絕氣復通○鹽一升內麗蔹瓶中實築泥頭訖於炭火燒勿令瓶破候赤鹽如水汁去火冷即凝破瓶取之合豉一升炒桃仁一兩麩炒巴豆二兩去心膜炒令出油不可過熟鍊蜜丸如桐子大每服三丸皆平旦服治天行時氣豉汁茶下心痛酒下血痢飲下鬼瘧茶後飲下骨熱蜜湯下忌冷漿水服藥後此藥合就密器盛之勿令洩氣○合吐利勿惟吐利多煎黃連汁服止之

皂荚同炒令赤研揩齿治血蜃齿及
牢牙〇盐三两合豉二两捣捏作饼
安新瓦上炙熨小儿脐风撮口〇
炒盐合酒服治金伤经脉及大脉血
出不止者〇盐合醋作

禁 汤服治气淋脐下切痛

忌 多食令人失邑肤黑及伤肺损筋力
及水肿人不宜食
不宜与甜瓜同食令人霍乱发渴病
嗽

石之水

大盐 无
毒

大盐 土生

出神农主令人吐 以上朱字

大盐 本经主令人吐 神农本经主肠胃

結熱喘逆胸中病　名醫所錄

以上黑字

地圖本注云大鹽即河東印鹽人常食者

經曰大鹽生邯鄲及河東池澤　唐

衍義曰大鹽

形麤麤於末鹽故名大鹽

新者不苦久則鹹苦今解州鹽池所

出者皆成斛子其形大小不等久亦有得

苦海水煎成者但味和二鹽互有得

失入藥及金銀作多用大鹽及解鹽

傍海之人多黑邑蓋曰食魚鹽此走

血之驗也

謹按解人取鹽於池傍耕地沃以

池水每南風急則宿夕而成其味

苦而力薄較諸海水煎成者爲不

及遠矣所謂煑海爲鹽煑池爲鹽

鹽苦而易敗故詩
二云王事靡鹽是也

| 時 | 色 | 味 | 性 | 氣 | 臭 | 主 |
|---|---|---|---|---|---|---|
| 生 無時 採 無時 | 青白 | 甘鹹 | 寒 | 氣薄味厚陰中微陽 | 朽 | 腸胃結熱及止痛 |

行 接諸藥入腎

助 漏蘆為之使

製 研細用

石之水

鹵鹹 無毒 土生

鹵鹹 本經 主大熱消渴狂煩除邪及下

出神農

蠱毒柔肌膚 以上朱字

神農本經 去五臟腸胃留熱

結氣心下堅食已嘔逆喘滿明目目痛 以上

黑字名
醫所錄

地 [圖經曰] 卤鹹生河東鹽池 [陶隱居云]
是煎鹽釜下凝滓 [唐本注云] 卤鹹旣
生河東其河東鹽不以釜煎於此論
之明非凝滓此是鹹土名卤鹹今人
熟皮皆用之此則鹹地掘取者是也
[別錄云] 卤鹽純制四黃可作銲藥

時 [生] 無時 [採] 無時

色 黃白

味 苦鹹

性 寒輭

| 氣 | 氣薄味厚陰也 |
| 臭 | 朽 |
| 主 | 散結氣軟肌膚 |
| 製 | 研細用 |

石之水

戎鹽　鹽藥

戎鹽　無毒附　土生

戎鹽出神農本經　主明目目痛益氣堅肌骨去

毒蠱以上朱字神農本經　心腹痛溺血吐血齒舌血

出以上黑字

名醫所錄

名　胡鹽　禿登鹽　陰土鹽

地　圖經曰　生胡鹽山及西羌北地酒泉
福祿城東南角北海青南海赤者是
也補下藥多用青鹽疑此即戎鹽今
青鹽從西羌來者形塊方稜明瑩而
青黑色最奇北胡來者作大塊而不
光瑩又多孔竅若蜂窠狀色亦淺於
西鹽彼人謂之鹽枕入藥差劣　陶隱
居二云　今虜中甚有從涼州來芮芮河
南使及北部胡客從燉煌來亦得之
自是稀少耳其形作塊片或如雞鴨
卵或如菱米色紫白味不甚鹹口嘗
氣臭正如皶𩊠音雜于臭者爲眞又有

一種鹽藥味鹹無毒生海西南雷羅
諸州山谷似芒硝末細入口極冷南
人多取傅瘡腫少有服者恐極冷入
腹傷人且宜慎之[唐本注云]其戎鹽
郎胡鹽沙州名為禿登鹽廓州名為
陰土鹽生河岸山坂之陰土石間塊
大小不常堅白似石燒之不鳴烆爾
戎鹽赤黑二邑者累卵乾汞制丹砂

【時】(生)無時 (採)十月取

【用】顆塊者佳

【質】類石膏而堅

【色】青

味 鹹

性 寒

氣 味厚於氣陰也

臭 朽

主 化堅積

製 研細用

治 療日華子云除五臟癥結心腹積聚

痛瘡疥癬衍義曰除目中瘀赤澀

昏 陳藏器云鹽藥主眼赤皆爛風

赤細研水和點目中入腹去熱煩

本草品彙精要

卷四

玉石部

二二一

痰滿頭痛明目鎮心水研服之又

主蚖蛇惡蟲毒疥癬癰腫瘻癭水

消服之著瘡正爾摩傳

補 日華子云 助水臟益精氣

禁 性冷不宜多服

石之水

光明鹽 無毒 土生

光明鹽主頭面諸風目赤痛多睞 音淚名
蚩 醫

所錄

石鹽　聖石

圖經曰生鹽州五原鹽池下鑿取之
大者如升皆正方光澈又階州一種

地

光明鹽

二二五

玉石部

十二

氣　味厚於氣陰中之陽

性　平輭

味　鹹甘

邑　白

質　類方解石

用　白淨光澈者佳

時　採無時
　　生無時

明瑩彼人甚貴之云即光明鹽也

生山石中不由煎鍊自然成鹽邑甚

臭 朽

製 研細用

石之石

綠鹽 無毒

土石生

| 綠 鹽 |
| --- |

十三

綠鹽主目赤淚出膚醫眵瞇

地 圖經曰以光明鹽硇砂青銅屑釀之
為塊而色綠其眞者出焉者國水中
石下取之狀若扁青空青
斯國在石上生按舶上將來焉之石
綠裝色久而不變中國以銅
醋造者不堪入藥色亦不久

時 採生無時
無時

用 綠色成塊者好

質 狀如扁青空青

色 綠

味 鹹苦辛

性 平

氣 味厚於氣陰中之陽

臭 朽

主 明目消瞖

製 研細用

治 〔療海藥云〕治小兒無辜疳氣

石之金

鐵　有毒

土生

柔　鐵

鐵主堅肌耐痛 神農 本經

〔圖經曰〕單言鐵者鑐鐵也諸鐵不著

〔地〕所出州土今江南西蜀有爐冶處皆

有之鐵乃黑金也其體堅重至於鑌

冶然後成器蓋鐵有生有熟有鋼有

精有落有粉并華粉亂粉之類祈文

立條而鑌鐵乃再三拍打以作鑷者

亦謂之

熟鐵也

<table>
<tr><td>時</td><td>採</td><td>無時</td></tr>
<tr><td>用</td><td>鑷鐵</td><td></td></tr>
<tr><td>質</td><td>類磁石</td><td></td></tr>
<tr><td>色</td><td>黑</td><td></td></tr>
<tr><td>味</td><td>辛</td><td></td></tr>
</table>

| 解 | 反 | 臭 | 氣 | 性 |
|---|---|---|---|---|
| 制石亭脂毒 | 畏磁石石灰炭 | 腥 | 氣之薄者陽中之陰 | 平散 |

石之金

生鐵　　土生

生鐵

生鐵主療下部及脱肛所錄 名醫

【圖經曰】出江南西蜀有爐冶處有之
初鍊去礦用以鑄鎬器物者爲生鐵
即陶隱居所謂不破礦
桑音鎗錚釜之類是也

【地】

【時】採無時

| 製 | 主 | 臭 | 氣 | 性 | 味 | 色 | 用 |
|---|---|---|---|---|---|---|---|
| 〔日華子云〕鋩後飛淘去麁麤赤汁烘乾用或燒紅投淬酒中或水中並堪用 | 鎮心惡瘡 | 腥 | 氣之薄者陽中之陰 | 微寒 | 辛 | 黑 | 鑄成器物者 |

治療日華子云除癭疾鎮心安五臟能

黑鬚髮及惡瘡疥癬別錄云能虎

所傷毒痛熨令有味洗之治脫肛

久不愈以生鐵熨水洗之日再

含

燒赤投酒中飲之仍以磁石塞耳中

日一易夜去之旦別著治耳聾○以

一斤合酒三升煮取一升服之療被

打瘀血在骨節及脅外不去○燒赤

淬水二七遍浴療小兒燸瘡郎爛

瘡也○合蒜生油摩傅蜘蛛咬

石之金

鐵粉無毒　　　　　　鍛錬成

鐵粉

鐵粉主安心神堅骨髓除百病變白潤肌
膚令人不老體健能食久服令人身重肥
黑合和諸藥各有所主名醫
所錄

地圖經曰舊不著所出州郡今江南爐
冶處皆有之其造粉飛鍊之法文不
多載人以雜鐵作屑飛之令體重眞
鋼則不爾特人錯柔鐵屑和鍼砂飛
粉市之飛鍊家
亦莫能辨也
謹按雷公炮炙論序云鐵遇神砂
如泥似粉竊嘗試之不就其亦秘
而不悉乎博詢術家得究其奧遂
令經目法鍊載之不爲無稽據其

| 味 | 色 | 質 | 用 |
|---|---|---|---|
| 鹹 | 黑 | 類鍼砂而細 | 粉 |

方以鐵十兩不限生熟入銷銀鑵

內鎔化爲汁以塊雄黃五兩徐徐

投入常令鐵筋攪之候黃盡復加

猛火約人行百步許傾出候冷取

輕脆者研細入藥其存性者不堪

用也砒與硫黃亦能製粉但其毒

甚服之傷生

愼之愼之

性　平

氣　味厚於氣陰中之陽

臭　腥

主　安心神堅骨髓

石之金

鋼鐵　無毒　鍛鍊成

鋼鐵

鋼鐵主金瘡煩滿熱中胸膈氣塞食不化

所錄

名醫

名

跳條鐵<sub>音</sub>

地

圖經曰出江南西蜀有爐冶處皆有

之其鋼鐵以生柔相雜和用以作刀

| 時 | 用 | 邑 | 味 | 性 | 氣 | 臭 |
|---|---|---|---|---|---|---|
| 採無時 | 堅精而脆者 | 黑 | 甘 | 寒 | 氣之薄者陽中之陰 | 腥 |

劍鋒刃者是也

石之金

鐵落　無毒

鐵落

鐵落　本經

出神農　以上朱字

鐵落本經　主風熱惡瘡瘍疽瘡痂疥氣

在皮膚中　神農本經　除胸膈中熱氣食不

下止煩去黑子可以染皂

以上黑字

名醫所錄

| 名 | 地 | 時 | 用 | 色 | 味 |
|---|---|---|---|---|---|
| 鐵液 | 圖經云 出牧羊平澤及莇併音城或析城今江南西蜀有爐冶處皆有之其鐵落乃鍛家燒鐵赤沸砧上打落細皮屑俗呼爲鐵花是也 | 採 無時 | 屑 | 黑 | 辛甘 |

| 性 | 氣 | 臭 | 主 | 治 |
|---|---|---|---|---|
| 平散 | 氣之薄者陽中陰 | 腥 | 風熱諸瘡 | 療日華子云除心驚邪一切毒蛇蟲及蠶咬漆瘡腸風痔瘻脫肛時疾熱狂并染鬚髮 |

石之金

鐵華粉　鐵亂粉

鐵華粉　無毒附

鐵華

鐵華粉主安心神堅骨髓強志力除風邪

養血氣延年變白去百病 名醫所錄

地 圖 經 曰 出江南西蜀有爐冶處皆有之其造鐵華粉之法取鋼鍜作葉如笏或團平面磨錯令光淨以鹽水灑之於醋甕中陰處埋之百日鐵上衣

| 性 | 味 | 色 | 用 | | | | | |
|---|---|---|---|---|---|---|---|---|
| 平輭 | 鹹 | 紫 | 霜 | 鹹味烘乾亦入藥用 | 取霜時研淘去麤汁 | 華粉同惟懸於醬甕上就潤地及刮 | 宿食等及傅竹木刺其所造之法與 | 健忘冷氣心痛疼癖癥結脱肛痔瘻 | 虛癎鎮五臟去邪氣強志壯筋骨治 | 鐵粉也〔日華子云〕有鐵亂粉止驚悸 | 生鐵華成矣此鐵之精華功用強於 |

氣 味厚於氣陰中之陽

主 安神養血

製 刮取霜細擣篩入乳鉢研如麵入諸
藥用

治 療別錄云 治心虛風邪精神恍惚以
經使鑌鐵四斤炭火燒令赤投醋
中如此七遍卽堪打碎如碁子大
水二斗浸二七食後服一小盞愈

合 合棗膏爲丸服之隨所冷熱去百病

石之金

鐵精 鑌鎮下鐵屑刀刃犁鏡尖
附鐵藝淬鐵水針砂鍜

鐵 精

鐵精 出神農本經 主明目化銅 神農本經以上朱字療驚

悸定心氣小兒風癇陰㿉脫肛 ○ 鍜鑪下

鐵屑味辛平無毒主鬼打鬼注邪氣風痓

攪令沫出澄清服之 ○ 鐵蒸主惡瘡蝕䘌

金瘡毒物傷皮肉止風水不入入水不爛

手足皸折瘡根結筋瘰癧毒腫染髭髮令

永黑並及熱未凝塗之少頃當乾硬項邊

癭子以桃核燒熏之又殺蟲立効 ○ 淬鐵

玉石部

二三九

水味辛無毒主小兒丹毒飲一合○針砂

性平無毒堪染白爲皂及和没石子染鬚

至黑飛爲粉功用如鐵粉○刀刃味辛無

毒主蛇咬毒入腹者取兩刀於水中相磨

飲其汁又兩刀於耳門上相磨敲作聲主

百蟲入耳聞刀聲卽自出也○鐵屑治驚

邪癲癇小兒客忤消食及冷氣並煎汁服

之○犁鑱尖浸水名爲鐵精可制朱砂石

亭脂水銀毒 名醫所錄

以上黑字

地
[圖經日] 蜀有爐冶處皆有之乃鍜鐵竈中飛出如塵紫邑而輕虛可以摩瑩銅器者皆曰鐵精誠如經之所云此者是也 [日華子云] 犁鑱尖浸水名爲鐵精二說意實矛盾謹考諸方所用云彼犁鑱水銀毒鏡浸水僅可制朱砂石亭脂水銀毒於治病之功無所取矣及鍜鑱下鐵屑乃鐵砧也此爐冶處打鐵砧下屑耳又鐵鑱以竹木爇火於刀斧刃上燒之津出如漆者一名刀煙江東人多用之以防水是矣若淬鐵水此打鐵器時堅鐵槽中水也針砂即作針家磨鑢之細末爾若其治病之功

二四一

二五

| 氣 | 性 | 味 | 色 | 質 | 用 | 時 | | | |
|---|---|---|---|---|---|---|---|---|---|
| | | | | | | 採 | | | 當各適 |
| 氣厚味薄陽中之陰 | 平微溫 | 辛 | 紫 | 類塵而輕虛 | 粉 | 無時 | 其用焉 | | |

臭　腥

主　驚悸風癇

治　療別錄云　產後陰下脫以粉推內即

入蛇骨刺人毒痛以粉一七管吹

瘡內并傅陰腫小

兒因痢肛門脫

合治　合羊脂攪令稠布裹炙熱熨陰脫○

合雞肝和爲丸桐子大每服五丸酒

下治食中有蠱毒腹內堅痛面

目青黃淋露骨立病變無常

禁　服多傷肺

鐵漿毒有小毒

鐵漿

鐵漿主鎮心癲癇發熱急狂走六畜癲狂
人為蛇犬虎狼毒刺惡蟲等嚙服之毒不
入內所錄
名醫所錄

| | |
|---|---|
| 地 | 圖經曰出江南西蜀有爐冶處皆有 |
| | 之取諸鐵於器中以水浸之經久色 |
| | 青沫出卽堪染皂兼解諸毒入腹別 |
| | 說云鐵漿卽是以生鐵漬水服餌者 |
| | 日取飲旋入新水日久鐵上生黃膏 |
| | 則力愈勝令人肌體輕健唐太妃所 |
| | 服者乃此也若以染皂者爲漿 |
| 時採無時 | 其酸苦臭澀不可近況服食乎 |
| 用漿 | |
| 色青 | |
| 味微鹹 | |

性　寒

氣　味厚於氣陰也

臭　腥

主　癲狂發熱

製　以水浸經久邑青沫出者爲度

治　療別錄云洗消漆瘡并時氣病骨中熱生疱瘡豌豆瘡飲之瘥

石之金

秤錘　無毒附鐵杵鑄鎬成　故鋸鑢匙

秤錘

秤錘主賊風止産後血瘕腹痛及喉痹熱
塞並燒令赤投酒中及熱飲之時人呼血
瘕爲兒枕産後卽起痛不可忍無錘用斧

名醫
所錄

| 臭 | 氣 | 性 | 味 | 色 | 用 | |
|---|---|---|---|---|---|---|
| 腥 | 氣之厚者陽也 | 溫 銅秤錘 平 | 辛 | 黑 | 古者佳 | 謹按孟子曰權然後知輕重葢權秤錘也有銅者有鐵者雖皆鎔冶以成之然性質旣殊功効亦異用以治病當擇而施之 |

主　産後血瘕腹痛

製　燒赤漬酒中用

含　鐵秤錘燒令赤淬酒中飲之治妊娠卒下血〇銅秤錘燒令赤淬酒中服之治產難并橫逆產者〇鐵杵鐵斧並燒令赤投酒中飲之治婦人橫產及熱飲治誤吞竹木入喉咽出入不得者〇鑰匙故鋸燒令赤漬酒中飲之治婦人血噤失音衝惡弱房人煎湯服亦得〇鐵杵同生薑醋小便煎服治婦人血噤失音鐵錢燒令赤投酒中飲之治胞衣不下

石之金

馬銜 無毒

馬銜

亦煑汁服一盞 名醫所錄

馬銜主難產小兒癇產婦臨產時手持之

地 圖經曰 馬銜即馬勒口鐵也處處有之古舊銜者堪作醫家鍼用

謹按鐵體堅重其性鎮墜故有治癇之功馬乃行地無疆則順而健矢夫欲馳者必藉勒以先之故用催生亦取其健順之義爾

色 黑

味 微鹹

性 平

氣 味厚於氣陰中之陽

臭 腥

主　婦人難產小兒驚癇

製　煑汁用

治療別錄云走馬喉痺喉中深腫連頰
壯熱吐氣數者用馬銜一具水三
大盞煎取一盞
半分為三服

石之石

太陰玄精 無毒附 滷地生
鹽精

解州鹽精

解州太陰玄精

太陰玄精主除風冷邪氣濕痹益精氣婦
人癇冷漏下心腹積聚冷氣止頭疼解肌

名醫
所錄

地

圖經曰　出解縣解池及通泰州積鹽
倉中亦有之其色青白如龜背者佳
蓋稟陰數而成故有六出因名太陰
玄精也近地亦有色赤青白大片者
次之沈存中云大滷之地卽生陰精
石是此也解池一種鹽精無毒味更鹹
苦青黑色大者三二寸形似鐵鏵觜
三月四月採亦主除風冷又名泥精
蓋玄精之類也古方不見用者
近世補藥及治傷寒多用之

| 時 | 用 | 質 | 色 | 味 | 性 | 氣 | 臭 |
|---|---|---|---|---|---|---|---|
| 生無時<br>採無時 | 龜背者爲好 | 類井泉石 | 青白 | 微鹹 | 溫輭 | 味厚氣薄陰中之陽 | 朽 |

主　益精氣消積聚

製　研細用

合治　合消石硫黃各二兩硇砂一兩細研入甆瓶中固濟以火半斤於瓶子周一寸熁之約半日候藥青紫色住火待冷取出用臘月雪水拌令勻濕入甆罐中放屋後北陰下陰乾又入地埋二七日取出細研以麵糊和丸如雞頭實大先用熱水浴後以艾湯研下一丸以衣蓋出汗名正陽丹療傷寒三日頭痛壯熱四肢不利

石之金

車轄

車轄<sub>無毒</sub>

車轄主喉痺及喉中熱塞燒令赤投酒中
及熱飲之<sub>名醫所錄</sub>

| 氣 | 性 | 味 | 色 | 用 | | | | | | |
|---|---|---|---|---|---|---|---|---|---|---|
| 味厚於氣陰也 | 平寒 | 鹹 | 黑 | 鐵 | 重而所稟之捷速爾 | 痹用之以其鐵體鎮 | 臻于衛實取回旋至速之義今療喉 | 脫之詩所謂載脂載牽還車言邁遄 | 塗之使其滑澤設之而後行不駕則 | 謹按轄與牽同卽軸頭金也以脂膏 |

臭腥

主喉閉

製燒赤淬酒用

治療別錄云治小兒大便失血用一枚燒赤內水中服

禽用火燒赤投酒中候冷飲之療妊娠咳嗽

缸中膏

膏中釭

消服之所録

釭音工中膏主逆産以膏畫兒脚底即正又

主中風發狂取膏如雞子大以熱醋攪令

名醫所録

謹按周禮考工記曰轂也者以爲利
轉也轂非正不行然車之用在轂轂
之用在釭葢釭乃轂中之鐵其軸端
鐵曰鐧轂中鐵曰釭穿鐧穿之外有揥
釘曰轄穿即釭也引重致遠欲其滑
利故用油以潤之鐧穿轄磨蕩日久
遂成脂膏因其流行無滯所以取治
逆産而有轉正速下之功前人立意
殊深切矣

用 脂垢

邑 黑

臭 腥

主 中風逆産

治療 別錄云 諸蟲入耳取塗耳孔中卽
　　　出

禽 合酒服治妊娠婦熱病○燒末合酒
　調服療妊娠腹中痛○釭頭脂內酒
　中溫服療産後
　陰脫亦治咳嗽

車脂 無毒

車脂

車脂主卒心痛中惡氣以溫酒調及熱攪
服之又主婦人妒乳乳癰取脂熬令熱塗
之亦和熱酒服 名醫所錄

地 此即行使車穿上油脂是也今北地
多有之

| 收 | 用 | 色 | 味 | 性 | 氣 | 臭 | 主 |
|---|---|---|---|---|---|---|---|
| 甆器貯之 | 脂 | 黑 | 辛 | 散 | 氣厚於味陽也 | 腥 | 瘡癰 |

治療　陳藏器云

消蝦蟇及蝌蚪蠱得之

心腹脹滿口乾思水不能食悶亂

大喘而氣發者以半升漸漸服之

其蠱即出并治小兒驚啼取一豆

許內臍中瘥

舍　合綿裹塞耳中療聤耳膿血出

石之金

銀膏　無毒

錬成

銀膏

銀膏主熱風心虛驚癇恍惚狂走膈上熱
頭面熱風衝心上下安神定志鎮心明目

名醫所錄

<table>
</table>

地 圖經曰 此膏以符陵平土水銀和百
錫及銀薄合成之凝硬如銀琥補牙
齒缺

落

謹按本經合錬之法未詳詢之方
士備云其法先以汞一百分銀箔
四十五分殺作泥子後用白錫九
百分內鐵鍋中火鎔成汁出爐約
人行二十步將泥子投入令勻則
成膏矣其錬之法以人行二十步
為則者恐錫太熱則汞飛走太冷
則錫堅凝與其不相合也時經試
錬果如所言

| 質 | 色 | 味 | 性 | 氣 | 臭 | 主 |
|---|---|---|---|---|---|---|
| 類銀 | 白 | 辛 | 大寒散 | 氣之薄者陽中之陰 | 朽 | 安神定志清心明目 |

石之石

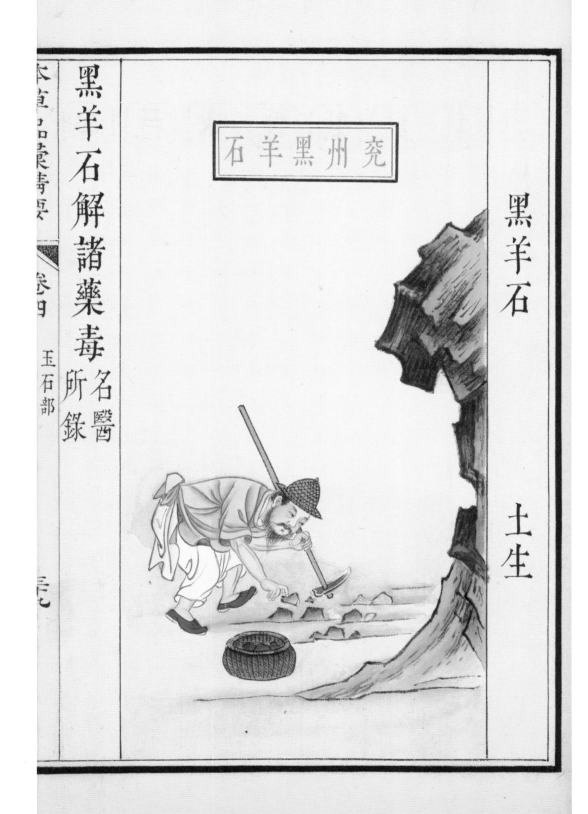

黑羊石解諸藥毒 <sup>名醫</sup>所錄

兖州黑羊石

黑羊石　土生

三七

| 臭 | 氣 | 性 | 味 | 色 | 質 | 時 | 地 |
|---|---|---|---|---|---|---|---|
| 朽 | 氣厚味薄陽中之陰 | 熱 | 淡 | 黑 | 類方解石 | [採]春月取 | [圖經曰]生兖州宫山之西春中掘地採之以黑色有墻壁光瑩者爲上 |

製 研細水飛用

石之石

白羊石 無毒

兖州白羊石

白羊石 土生

白羊石解眾藥毒　名醫所錄

| 地 | 圖經曰 生兖州白羊山春中掘地取之以白瑩者為良 |
|---|---|
| 時 | 採春月取 |
| 邑 | 白 |
| 味 | 淡 |
| 性 | 生冷熟熱 |
| 氣 | 氣味俱薄陰中之陽 |
| 臭 | 朽 |

製 研細水飛用

石之石

膚青 無毒 石生

膚青

名 神農本經 推青 推石

神農本經 主蠱毒及蛇菜肉諸毒惡瘡

以上黑字名醫所錄

膚青出神農本經

不可久服令人瘦

以上朱字

地 別錄云 生益州川谷俗方及仙經並

無用此者亦相與不復識

色 青

玉石部

石之石

石蛇 無毒　石生

主 惡瘡諸毒

氣 氣味俱薄陰中之陽

性 平散輭

味 辛鹹

南恩州石蛇

石蛇主解金石毒 名醫所錄

〔圖經〕曰 出南海水傍山石間其形盤
屈如蛇無首尾內空紅紫色又如車
螺不不知何物所化大抵與石蟹同類
功用亦相近〔衍義〕曰 本經不收自開
寶本草添附其色如古牆上土盤結
如楂梨大中空兩頭巨細一等不與

| 氣 | 性 | 味 | 色 | 質 | 用 | 時 | |
|---|---|---|---|---|---|---|---|
| 味厚於氣陰中之陽 | 平軟 | 鹹 | 紅紫 | 類蛇而無首尾 | 左盤者爲好 | 採 無時 | 石蠏同類蠏則真蠏也蛇非真蛇今人用之絕少 |

臭

朽

製

研細　水飛用

二十種陳藏器餘

鼠壤土主中風筋骨不隨冷痺骨節疼手
足拘急風掣痛偏枯死肌多收取暴乾用
之

屋內壖下蟲塵土治惡瘡久不差乾傅之
亦油調塗之

鬼屎主人馬反花瘡刮取和油塗之生陰

濕地如屎亦如地錢黃白色

寡婦床頭塵土主人耳上月割瘡和油塗

之効也

牀四腳下土主猘犬咬人和成泥傅瘡上

炎之一七壯瘡中得大毛者愈猘犬狂犬

也

尨甀主魘寐不窹覆人面疾打破之覺好

魘及無夢取火燒死者灰著枕中履中即
止

甘土無毒主去油垢水和塗之洗膩服如

灰水主草藥諸菌毒熱湯末和之出安西

及東京龍門土底澄取之

二月上壬日取土泥屋四角大宜蠶也

柱下土無毒主腹痛暴卒者末服方寸匕

胡鷰窠內土無毒主風瘙癮疹末以水和

傳之又巢中草主卒溺血燒爲灰飲服又

主惡刺瘡及浸滛瘡遍身至心者死亦用

之

道中熱塵土主夏中熱𥧌死取土積心口

少冷卽易氣通則甦亦可以蓼汁灌之

正月十五日燈盞令人有子夫婦共於富

家局會所盜之勿令人知之安臥床下當

月有娠

仰天皮無毒主卒心痛中惡取人膏和作

丸服之一七丸人膏者人垢汗也揩取仰

天皮者是中庭內停污水後乾地皮也取

卷起者一名搊天皮亦主人馬反花瘡和

油塗之佳

蟻穴中土取七枚如粒和醋搽狐刺瘡

古塼熱燒之主下部久患白痢膿泄下以

物裹上坐之入秋小腹多冷者亦用此古

塼蒸汁服之主噎氣又令患處熨之三五

度差又主婦人帶下五色俱治之取黃塼

石燒令微赤熱以麵五味和作煎餅七箇

安塼上以黃瓜蔞傅麵上又以布兩重患

冷病人坐上令藥氣入腹如熏之有蟲出

如蠶子不過三五度差

富家中庭土七月丑日取之泥竈令人富

勿令人知

百舌鳥窠中土末和釀醋傅蚯蚓及諸惡

蟲咬瘡

豬槽上垢及土主難產取一合和麵半升

烏豆二十顆煮取汁服之

故茅屋上塵無毒主老嗽取多年煙火者

拂取上塵和石黃欵冬花婦人月經衣帶

為末以水和塗于茅上待乾內竹筒子中

燒一頭以口噏之入咽喉數數咽之無不

差也

諸土有毒怪曰巐羊掘土見之不可觸已

出上土部土有氣觸之令人面黃邑上氣

身腫掘土處謹之多斷地脉古人所忌地

有仰穴令人移也

本草品彙精要卷之四

玉石部下品之上

九種神農本經 <sub>朱字</sub>

四種名醫別錄 <sub>黑字</sub>

三種唐本先附 <sub>汪云唐附</sub>

一十種宋本先附 <sub>汪云宋附</sub>

一種唐慎微附

一種今補

二十種陳藏器餘

已上總四十八種

內一十七種今增圖

伏龍肝 今增
圖

石灰

礜石

砒霜 宋附砒
黃附

鎗墨 宋附百草霜
附今增圖

硇砂 附

鉛丹 今增
圖

鉛 宋附鉛
灰附

粉錫 唐

錫灰 今
補

東壁土 好土青土檻
椰附今增圖

赤銅屑 唐附銅器
附今增圖

錫銅鏡鼻 古鑑附
今增圖

銅青 宋附
今增圖

井底砂 唐慎微附
今增圖

六天氣　　梅雨水　　醴泉

甘露蜜　　冬霜　　雹

溫湯　　夏冰　　方諸水

乳穴中水　　水花　　赤龍浴水

糧罌中水　　甂氣水

伏龍肝

竈額上土.

本草品彙精要

之五

玉石部

伏龍肝主婦人崩中吐血止欬逆止血消

癰腫毒氣　名醫所錄

[地]

[圖經曰]此竈中對釜月下黃土也以
竈有神故號為伏龍肝并以迂隱其
名爾

[雷公云]凡使勿誤用竈額內火氣積

伏龍肝是十年以來竈額內火氣積
久結如赤色石中黃其形貌八稜者

是

[丹房鏡源云]伏龍肝或經十年者

竈下掘深一尺其

片紫蔑色者可用

謹按三說然雖皆取於竈但今所

用並以竈中對釜月下經久者療

疾多效與圖經所言

臚合用之無疑矣

| 時 | 用 | 色 | 味 | 性 | 氣 | 臭 | 主 |
|---|---|---|---|---|---|---|---|
| 生無時<br>採無時 | 土 | 紫 | 辛 | 微溫散 | 氣之厚者陽也 | 腥 | 調血消毒 |

玉石部

製 研細羅過用

治 療 圖經曰 消化積滯 日華子云 止鼻
洪腸風帶下血崩泄精尿血催生
下胞及小兒夜啼及中風心煩恍
惚 別錄云 治鬼魘不寤及諸腋臭
合四交道土為末飲兒辟夜啼○為
末合醋調塗癰腫

石之土

石灰 有毒

鍛成

石　灰

石灰 本經

出神農 主疽瘍疥瘙熱氣惡瘡癩疾

死肌墮眉殺痔蟲去黑子瘜肉 以上朱字 神農本經

療髓骨疽 名醫所錄

以上黑字

名 惡灰 希灰 石堊 鍛石 石鍛

| 性 | 味 | 色 | 用 | 特採 | | 地圖經曰 |
|---|---|---|---|---|---|---|
| 溫散 | 辛甘 | 白 | 風化者爲勝 | 無時 | 解其力差劣矣<br>水沃之即熱蒸而<br>塊置風中自解此爲有力水化者以<br>風化水化兩種其風化者以經鍜灰 | 生中山川谷及所在近山處<br>皆有之今之作窰燒青石爲灰也有 |

氣　氣味俱厚陽也

臭　腥

主　止血生肌

製　[雷公云]凡使用醋浸一宿漉出待乾
下火鍛令腥穢氣出用瓶盛著密盖
放冷拭上灰
令淨細研用

治　[療][藥性論云]治瘑疥蝕惡肉止金瘡
血[日華子云]療白癜癧瘍癜疵及
婦人粉刺痔瘻疽瘡瘻贅疣子又
產後陰不能合濃煎湯熏洗差
[補][日華子云]煖水臟

㊀

五月五日採蘩蔞葛葉鹿活草槲葉
芍藥地黃葉蒼耳葉青蒿葉合石灰
擣爲團如雞卵暴乾爲末療金瘡生
肌神驗○合百草團爲末治金瘡或
以臈月黃牛膽取汁溲和郤內膽中
掛之當風百日研之亦治金瘡○合
水調如粥浸好糯米粒全者半置灰
中半在外經宿取糯米點人面上黑
靨○合醋調如泥療口喎斜者
左喎塗右右喎塗左立便牽正
不入湯藥妊娠不可服 ㊢

㊁石之石

礜石 有毒    石生

玉石部

礜石

本經

出神農

主寒熱鼠瘻蝕瘡死肌風痺

腹中堅癖邪氣　以上朱字

神農本經　除熱明目下氣

除膈中熱止消渴益肝氣破積聚痼冷腹

痛去鼻中瘜肉火鍊百日服一刀圭　以上

黑字

名醫所錄

名

青分石　食鹽

太白石　澤乳

圓羊石　白礜玉

鼠鄉

地圖經曰生漢中山谷及少室今潞州

亦有焉其性大熱置水中令水不冰

質堅而能拒火燒之一日夕但解散

而不奪其堅市人多取潔白細理石

| 時 | 收 | 質 | 色 | 味 |
|---|---|---|---|---|
| 採十二月取 | 莬器盛貯 | 類晉礬 | 白 | 辛甘 |

當之燒即為灰也此石惟攻擊積聚

瘕冷之病亦能柔金真者乃佳唐本

注云今漢川武當西遼坂名礜石谷

此即是其真出處少室亦有粒細理

不如漢中者入藥必須

煅鍊蓋其有毒故也

| 性 | 氣 | 臭 | 主 | 助 | 反 | 製 | 治 |
|---|---|---|---|---|---|---|---|
| 大熱生温熟熱 | 氣味俱厚陽也 | 朽 | 消積聚除風冷 | 得火良棘針鉛丹爲之使 | 畏水惡馬目毒公鸕屎虎掌細辛 | 火煆研細水飛用 | <u>療</u>〔圖經曰〕治冷積聚<u>藥</u>〔藥性論云〕除胸膈間積氣去冷濕風痺瘙痒皆積 |

年者〔衍義曰〕消久

〔倉〕礜石鍊合乾薑桂心皂莢桔梗各三
兩附子二兩蜜丸桐子大服五丸療
寒冷

百病

積及久病胸腹冷

〔禁〕從服令人筋攣不鍊服之則殺人及
百獸

〔忌〕羊血

石之土

砒霜　砒黃　　土生

　　　　大毒附

| 砒霜 |
| --- |

砒霜主諸瘧風痰在胸膈可作吐藥　名醫所錄

〔地圖經曰〕舊本不著所出郡縣今近銅
山處亦有之惟信州者佳其塊甚有
大者色如鵝子黃明徹不雜此種甚
難得每一兩大塊者人競珍重市之
不啻金價古服食方必得此種乃可
入藥其市肆所蓄片如細屑亦夾土

石入藥服之爲害不淺

衍義曰今信
州鑑坑井下取之其坑官常封鎖甚
嚴坑中有濁淥水先絞水盡然後下
鑿取生砒謂之砒黃其色如牛肉或
有淡白路謂石非石謂土非土治病
雖有功不可造次服也取砒之法將
生砒就置火上以器覆之令砒煙上
飛著覆器遂凝結纍然下垂如乳尖
長者爲勝平者次之圖經云大塊
者其大塊是下等片如細屑者極下
也入藥當用如乳尖長者佳別錄云
初取飛燒霜時人在上風十餘丈外
立下風所近草木皆死又多見以和
飯毒鼠若貓犬食死鼠者亦死其毒

猛於射罔遠矣

| 主 | 臭 | 氣 | 性 | 味 | 色 | 用 | 時 | |
|---|---|---|---|---|---|---|---|---|
| | | | | | | | 生 | 採 |
| 諸瘧 | 臭 | 味厚於氣陰中之陽 | 泄 | 苦酸 | 黃白 | 如乳尖長者佳 | 無時 | 無時 |

反 畏菉豆冷水醋

製 雷公云凡使用小蕪瓶子盛後入紫
背天葵石龍芮二味三件便下火煅
從巳至申便用甘草水浸從申至子
出拭乾入瓶盛於火中煅別研三萬
下用
之

治療日華子云砒霜除婦人血氣衝心
痛落胎○砒黃祛瘧疾腎氣帶癖
蚤蝨別錄云砒霜辛中風昏瞶
若醉痰涎壅○四肢不收用如菉
豆大研以新汲水調下少
許用熟水投大吐即愈
着人似剌剗便腫痛肉爛若手脚着
末二兩合膠清塗之治毒蛇尿草木

三〇七
玉石部

之節卽隨落○砒黃一錢合麝香半

錢研細先用紙條子以生油塗之後

摻藥末在上少用末剪作小紙片云

子大看大小用插在爛動處治小兒

牙宣常有鮮血不止牙斷臭爛○信

州砒黃細研合濃墨汁丸如桐子大

於銚子內炒令乾後用竹筒子盛要

用於所患處炎破或針將藥半丸敲

碎貼之以自然蝕落爲度

覺藥盡更貼少許療療癧

禁

不可輕服能傷人妊娠不可服

解

誤中其毒以冷水研菉豆漿飲之及

得石腦油卽伏

鎬墨 草霜 無毒附百

墨鐺

鐺墨主蠱毒中惡血暈吐血以酒或水細
研溫服之亦塗金瘡生肌止血 <sub>名醫</sub><sub>所錄</sub>

<u>地</u> 謹按鐺墨是鐺底煤也又有竈額上
墨謂之百草霜然百草霜入藥必須
山野人家釜底者爲勝蓋因取雜草
供爨得衆草之性故有是名張仲景

玉石部

| 主 | 臭 | 色 | 質 | 用 | 時 | | |
|---|---|---|---|---|---|---|---|
| 止血 | 朽 | 黑 | 類窰煤 | 霜 | 採無時 | 生無時 | |

黑奴丸以此二味及梁上塵同用蓋

其功力相近百草霜治證舊本混收

鍛竈灰條下

今移附于此

【製】研細用

【治】【療】別錄云　治鼻氣壅塞不通者水調服又逆產以手中指取墨交畫兒足下郎順生

合酒塗舌下療舌卒腫如豬胞狀滿口者不治須臾死○合熱小便調下

【倉】二錢七療心痛○以五錢合鹽一錢合熟水調頓服療中惡心痛欲絕○百草霜二錢合狗膽汁一處拌匀分作兩酒服療轉筋入腸中欲轉者○百草服以當歸酒調下療婦人崩中○百草霜末合米飲調下二錢治暴瀉痢○百草霜合白芷等分每服二錢童子小便醋各少許調匀更以熱湯化

開服療逆生橫生瘦胎姙娠產前產

後虛損月候不調崩中不過二服瘥

百草霜合膩粉少許研細生油調

塗療頭瘡及諸熱瘡先用醋少許和

水淨洗去痂再用水

洗裹乾然後塗之

瘡生在面慎勿塗之黑入肉如印

禁

○

石之水

硇砂　有毒　　石生

�硇砂

砇砂主積聚破結血爛胎止痛下氣療欬
嗽宿冷去惡肉生好肌柔金銀可爲銲<sup>音</sup>
<sup>旱</sup>

藥所錄

名醫所錄

名 北庭砂 狄鹽 濃沙 氣砂

地　圖經曰　出西戎今西京夏國及河東
陝西近邊州郡亦有之其北庭者爲
上然西戎來者顆塊光明大者如拳
重三五兩小者如指入藥最緊亦能
消五金八石邊界出者雜碎如麻豆
粒又夾砂石用之須飛澄去土石乾
亦無力矣彼人謂之氣砂此物多食
腐壞人腸胃生用又能化人心爲血
固非平居可餌者西土用淹肉炙以
當鹽食之無害益積習之久若魏武
啗野葛不毒之義也本經云柔金銀
可爲銲藥今人作銲藥乃用硼砂此
則不甚須也　衍義曰　金銀有僞投硇
砂於銚窩中其僞物盡消別入腹中
有久積豈不潰腐乎
不潰腐乎

| 時 | 收 | 用 | 質 | 色 | 味 | 性 | 氣 |
|---|---|---|---|---|---|---|---|
| 生無時<br>採無時 | 甆器貯之 | 光明大者佳 | 類牙消 | 白 | 鹹苦辛 | 溫輭 | 氣味俱厚陽中之陰 |

臭 腥

主 破積聚結血去惡肉生肌

反 畏漿水一切酸物

製 〔日華子云〕凡修製以黄丹石灰作櫃
鍜赤用之無毒或水飛過入甕器中
以重湯煑之使其自乾
而殺其毒及去塵穢也

治 療〔藥性論云〕伏鍊者除冷病大益陽
事〔日華子云〕益水臟暖子宮消冷
癖瘀血宿食不消氣塊癥癖及血
崩帶下惡瘡息肉食肉飽脹女人
血氣心疼須修製可服〔陳藏器云〕
婦人丈夫積病血氣不調痰飲喉

禁　誤服生癰腫多食腐壞人腸胃中結氣反胃吐水

忌　羊血

解　服此藥毒研生菉豆汁飲一二升解之

鉛丹　無毒

鉛丹

下氣鍊化還成九光久服通神明字神農 鉛丹本經 出神農 主吐逆胃反驚癇癲疾除熱 以上朱

本
經

止小便除毒熱臍攣金瘡血溢 以上黑字名醫

錄所

名 鉛華　黃丹

地 別錄云 出蜀郡平澤即今熬鉛而成
者也其製法以鉛一斤土硫黃一兩
消石一兩先鎔鉛成汁下醋點之滾
沸時下土硫黃一小塊續更下消石
少許沸定再點醋依前下消黃少
許待消黃沸盡炒爲末乃成丹也

時 生 無時
　 採 無時

用 細膩無砂者

| 色 | 味 | 性 | 氣 | 臭 | 主 | 製 | 治 |
|---|---|---|---|---|---|---|---|
| 紅黃 | 辛 | 微寒 | 氣之薄者陽中之陰 | 朽 | 生肌肉止疼痛 | 水飛過細研炒紫色用 | 〔療〕藥性論云治驚悸狂走嘔逆消渴煎膏止痛生肌〔日華子云〕鎮心安 |

神除反胃止吐血及嗽傅金瘡長

肉及湯火瘡染鬚髮 別錄云 小兒

重舌用 合百草霜各等

以刀圭塗兒齶下即順

於發日服 合醋調塗蝎螫 合百草霜各等

分研空心米飲調服二錢七療小

兒瘧疾冷即以酒和服 真丹方寸

七合蜜三合和服之療忤中惡心腹

疼痛腹滿氣衝心胷如口噤者折齒

灌之 黃丹四兩米醋半升升同煎乾

却用炭火鍜透紅研爲末以粟米飲

丸如桐子大名碧霞丹酒下七丸療

吐逆立効 合白礬各二兩爲末用

三角磚相闘七寸紙鋪磚上先以丹

鋪紙上次以礬鋪丹上然後用紙扭

石之金

鉛 無毒附
鉛灰

土生

蝎螫毒

合醋調塗

風散每用二錢溫酒調下療風癎○

卻將十斤柳木柴燒過研爲末名驅

鉛

鉛王鎮心安神治傷寒毒氣反胃嘔噦蛇

蝎所咬灸熨之　名醫所錄

〔圖經曰〕鉛乃青金也生蜀郡平澤　別

〔地錄云〕鉛鹹鉛者不出銀熟鉛是也嘉

州隴陀利州出鉛精之葉深有變形

之狀文曰紫背鉛鉛能碎金鋼鑽草

節鉛出嘉州打着碎如燒之有硫黃

臭煙者信州鉛盧氏鉛此靃惡用時

直須濾過陰平鉛出劔州是鐵之苗

鉛黃花投未中以文武火養自浮面

上掠刮取炒作黃丹邑鈞脚鉛出雅

州山洞溪砂中形如皂子又如蝌蚪

子黑色此皆稟北方壬癸陰極之精

而生也又有鉛灰其法取鉛三兩鐵

器中熬之久當有腳如黑
灰治療癭有効故附于此

| 臭 | 氣 | 性 | 味 | 色 | 質 | 時 |
|---|---|---|---|---|---|---|
| 朽 | 氣之薄者陽中之陰 | 緩 | 甘 | 黑 | 類錫而輕 | 採無時 生無時 |

王

倉

鎮心神消惡瘡

以一斤合甘草三兩微炙剉用酒一

卧著空瓶在傍先以甘草置在酒瓶

內然後鎔鉛投在酒瓶中却出酒在

空瓶并取出鉛投依前鎔鉛後投如此者

九度并甘草去之只留酒治發背及

諸般癰毒瘡令飲醉寢即愈○以半

斤內大鍋中鎔成汁旋入桑條灰柳

水攪令成砂后以熟絹羅爲末每日

早晨如常揩牙齒後用溫水漱在盂

內取其水洗眼治諸般眼疾鬚髮黃

白者用之皆變黑也○以一斤乾鍋

中鎔成汁投酒一升如此十數廻候

酒至半升去鉛頓服之療金石藥毒

○以三兩鐵器中熬之久當有脚如

黑灰取此灰合臘月猪脂塗療癧上

仍以舊帛貼之數數去帛拭惡汁又

貼如此半月許亦不痛不破不作瘡

但內消之為水差雖流過項亦差

禁

性濡滑服之多陰毒傷人心胃

金之土

粉錫 無毒

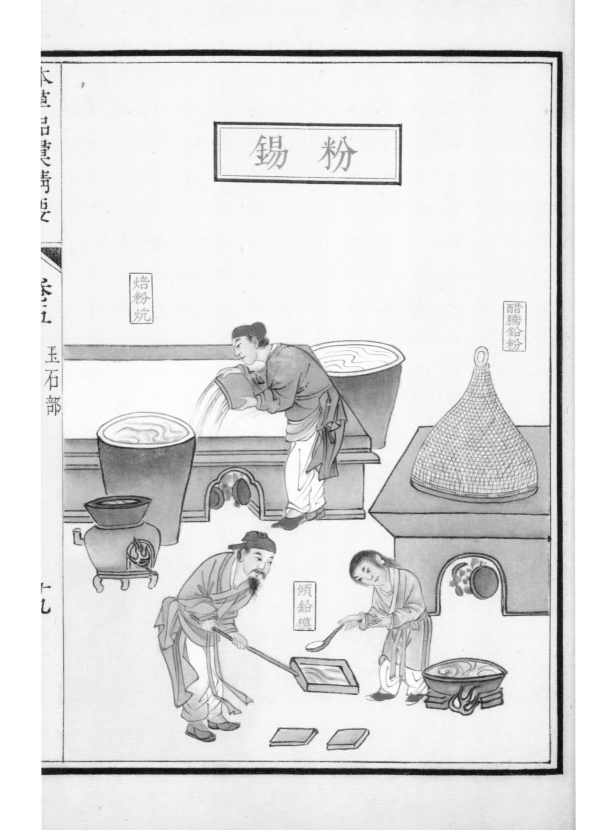

錫粉

焙粉炕

醋騰鉛粉

傾鉛模

粉錫

出神農本經

神農本經　主伏尸毒螫　音殺三蟲朱字以上

去鼈瘕療惡瘡墮胎　音釋三蟲以上

本經　主小便利黑字

名醫所錄

名　解錫　定粉　胡粉

地　[陶隱居云]即今化鉛所作胡粉也而

謂粉錫事與經乖[唐本注云]鉛丹胡

粉實用錫造陶云化鉛作

之經云粉錫亦爲誤矣

謹按李含光云黃丹胡粉二物俱

是化鉛爲之未聞用錫者故參同

契云胡粉投炭中色壞爲鉛抱

朴子內篇云愚人乃不信黃丹及

胡粉是化鉛所作憶古者或以鉛
錫兼稱乎故英公序云鉛錫莫辨
者蓋謂此也唐汪因襲遂以二物
俱言炒錫所致殊誤矣更熟思
之陶說爲是今造粉之法以磚作
竈高五六尺中砌一小缸貯糟醋
至八分許以竹箄平置缸口箄底
木作井字架之用蜀郡平澤鉛不
限分兩鎔化成汁以杓傾鐵掀模
內作方片每重二十兩至三百片
數攢積箄上以醬蓬覆蓋缸底用
重一斤炭整火煨日夜各二餅使
醋氣熏蒸於上候至二七日夜其
醋已盡將鉛片上浮粉擊取稱過
泡水缸中仍帶水細羅澄於別缸
擎去上面清水以粉三百斤爲則

玉石部

三三九

加白鹽一斤福蜜四兩二味相和
錬熟稍澄羅濾入粉令勻外作一
炕上鋪細砂土一層再以綿紙嚴
遮其土攤粉于紙上炕下仍煨炭
鏨微火轉展將近一月方乾以竹
刀切成塊冬月水寒不宜造也

| 氣 | 性 | 味 | 色 | 用 |
|---|---|---|---|---|
| 氣之薄者陽中之陰 | 寒 | 辛 | 白 | 光膩者佳 |

臭

腥

製

研細用

治

療別錄云

王從高落下瘀血搶心面

青短氣欲死以胡粉一錢七和水

服之即差治乾濕癬及胡臭若股

內陰下常濕臭或作瘡以胡粉

啼水調服三豆許日三服之効

一物塗之即愈常用大驗小兒夜

倉

胡粉水和合雞子白服治小兒久痢

成瘡服之以糞黑爲度其殺蟲而

止痢也○合炭灰白等分以脂和塗

瘡孔上治瘡中水卽止○合羊髓和

塗火燒瘡○合豬䏡骨中髓治小兒

舌上瘡日三傅之効○熬八分合豬

脂塗小兒疳瘡以差爲度○合鹽熬
色變以摩小兒腹上治腹脹及腹皮
青若不理須臾死○合土
和塗小兒耳後月蝕瘡
妊娠不可服

禁

解
硫黄毒

錫灰 有毒

錫灰

錫灰主殺蟲去積 名醫
所錄

名 白鑞

地 圖經曰 生桂陽山谷今有銀坑處皆
有之而臨賀所出尤盛又謂之白鑞

玉石部

| 氣 | 性 | 味 | 色 | 用 | 時 |
|---|---|---|---|---|---|
| 味厚於氣陰中之陽 | 平 | 鹹 | 黑褐 | 灰 | 採無時<br>生無時 |

然有黑有白黑卽鉛也與此形雖相

近而所用殊別錫灰乃以錫置鐵盤

中熔鍊良久澄下粗滓如

灰者是今妙應丸中用之

東壁土

臭　朽

製　去錫細研羅過用

土之土

東壁土 無毒附好土
土消土檳榔

東壁土主下部瘡脫肛

名醫所錄

〔地〕
〔陶隱居云〕此朽壁乾久之土取其東
向者故謂之東壁土也由其感旭日
之精華鍾震方發育之氣刮取之亦
可去衣油垢張司空云土三尺已上
曰糞三尺已下曰土服之當去上惡
物勿令入客水〔陳藏器云〕一種土消
大寒無毒莊子云蛣蜣轉丸是也藏
在土中掘地得之正圓如人捻作彌
火者佳又有土檳榔狀如檳榔於土
穴中及階除間得之新者猶輭云蟾
蜍屎也蟾食百蟲故特王惡瘡〔衍義
曰〕今詳南壁上土亦向陽火乾何不
取之蓋東壁常得曉日烘炙日者太
陽真火故治瘟瘧或曰何不取午盛

之時南壁土而取日初出東壁土者

何也火生之時其氣壯故素問云少

火之氣壯及其當午之時則壯火之

氣衰故不取之實用此義或曰何以

知日者太陽真火以水精珠或心凹

銅鑑向日射之以艾承接其光聚處

火出故知之

時　生　無時
　採　無時

收　暴乾

色　黃

味　甘

性　平溫緩

氣　氣厚於味陽也

臭　朽

主　解毒除濕

製　研細用

治　[療] 陶隱居云治小兒風臍 [唐本注云]
摩乾濕癬 [藥性論云] 點目中去瞖
○東壁土上蜆殼爲末傳豌豆瘡
及除溫瘧 [陳藏器云] 止洩痢霍亂
煩悶○好土味甘無毒主洩痢冷
熱赤白腹內熱毒絞結痛下血取

入地乾土以水煮三五沸絞去滓

適稀稠煖服一二升○土消主傷

寒特氣黄疸病煩熱湯淋取汁頓

服之良○土檳榔主惡瘡諸蟲咬

及療癧疥瘻細研油塗之〔別錄云〕

東壁土主小兒臍風瘡歷年不差

〔倉〕

東壁土一升合皂莢三挺長一尺二

寸療肛門凸出以壁土把粉肛門頭

出處皂莢炙煖更逓熨之差○好土

合頭髮療食牛馬肉及肝中毒者先

到頭髮令寸長拌好土作溏泥二升

合和飲之須臾吐髮皆貫所食肝出○

多年煙熏壁土合黄檗同擣羅末以

生薑汁拌成膏攤貼之更以茅香湯

調下一錢七

療背生癰癤

赤銅屑

石之金

赤銅屑 微毒附
銅器

解 好土以水煮三五沸去滓適稀稠煖
服二升解諸藥毒中肉毒合口椒毒
野菌
毒

赤銅屑以醋和如麥飯袋盛先刺腋下脈

去血封之攻腋臭神効又熬使極熟投酒

中服五合日三主賊風反折又燒赤銅五

斤內酒二斗中百徧服同前主賊風甚驗

名醫

所錄

地　[陳藏器云]出武昌盖銅稟東方乙陰

之氣結而成魄其性利能錯人骨凡

六畜有損者取細研酒中溫啖之直

入骨損處六畜死後取骨視之猶有

錯痕赤銅爲佳黃熟銅不堪用[別錄]

云定州人崔務隆馬折足醫者令取

赤銅末和酒服之遂瘥平及亡後十
餘年改葬視其脛骨折處有銅束之
是其
驗也

| 氣 | 性 | 味 | 色 | 用 | 時 |
|---|---|---|---|---|---|
| 味厚於氣陰也 | 平洩 | 苦 | 赤 | 屑 | 採無時 生無時 |

主 折傷

製 細剉爲屑或燒淬酒服

治

療日 華子云 明目及風眼接骨�排齒
療女人血氣及心痛○銅器治霍
亂轉筋腎堂及臍下痼痛並衣被
襯後貯火熨之 陳藏器云 主折傷

能鍛人骨

合酢於銀器中炒極熱以布裹熨腋
下冷復易之治狐臭或用清酢漿淨
洗訖微揩使破取銅
屑和酢熱揩之甚驗

玉石部

石之金

錫銅鏡鼻　無毒附　古鑑

錫銅鏡鼻

錫銅鏡鼻　出神農　本經　主女子血閉癥瘕伏腸

絕孕　神農本經　伏尸邪氣　名醫所錄

以上朱字

以上黑字

地　陶隱居云古無純銅鑄鏡皆用錫和
　　雜之以取其明白故也以廣陵者爲
　　勝今所用銅鏡鼻者乃破古銅鏡之
　　鼻爾用之當燒令赤內酒中飲之若
　　置醢中出入百過亦可擣矢其入藥
　　之義卽銅弩牙古文錢之類皆有錫
　　相雜故所用也以
　　意推之其理則一

特　生無時
　採無時

用　古者愈佳

色　青綠

味　酸

| 性 | 冷 |
| --- | --- |
| 氣 | 氣薄味厚陰也 |
| 臭 | 朽 |
| 主 | 祛邪通經 |
| 製 | 燒赤淬酒碾細服 |
| 治 | 療日華子云鬼交飛尸蠱毒小兒驚癇百蟲入人耳鼻中就將彼敲其蟲自出古鑑辟一切邪魅女人 |
| 倉 | 歸芎藥煎服療產後餘疹刺痛三十以七枚投醋中熬過呷之亦可入當 |

六候○銅照子鼻燒赤著少許酒淬
過少少與兒服之療小兒卒中客忤
○古鑑燒赤淬酒服
療暴心痛及催生

金之土

銅青　微毒

| 銅 | 青 |

銅生

铜青主妇人血气心痛合金瘡止血明目去膚赤息肉

| | | | | | 地 |
|---|---|---|---|---|---|
| | | | | | 〔圖經曰〕生熟銅皆有青青則銅之精華而在銅器上綠色者是也用之以 |

名醫所錄

| 〔味〕 | 〔色〕 | 〔用〕 | 〔特〕 | | |
|---|---|---|---|---|---|
| 酸 | 青綠 | 細膩者佳 | 〔採〕無時 | | |
| | | | 〔生〕無時 | | |
| | | | 者最佳 | | |
| | | | 北庭署 | | |

性　平寒

氣　氣薄味厚陰中之陽

臭　腥

主　明目去膚赤

製

治　療陳藏器云　青銅明目去膚赤合金瘡止血入水不爛令瘡青黑以水

倉　生礁二兩淨洗於乳鉢內研細以水飛去石澄清同礁粉慢火熬令乾取辰日辰時於辰位上修合再研勻入麝香一分同研以糯米糊和丸如彈

子大陰乾名備急大劫碧琳丹療痰

涎潮盛卒中不語者每丸作二服用

薄荷酒研下癱緩一切風用硃砂酒

研化下候吐涎出沫青碧色瀉下惡

物瘥〇研細如粉合醋糊和丸如芡

實大名綠雲丹治小兒繞覺中風者

便用薄荷酒磨下一丸須臾便吐其

涎如膠令人以手挼之候吐罷神驗

土之土

井底沙

井底沙

井底沙主治湯火燒瘡用所錄

地

謹按井底沙卽井中泥而具坤體乃
至陰也蓋井水靜而不流爲陰水也
非江湖之水日夜流蕩上薄陽光爲
之陽水所以浸漬成泥其性愈冷故
能袪大熱湯
火之毒也

| 用 | 色 | 味 | 性 | 氣 | 臭 | 主 | 治 |
|---|---|---|---|---|---|---|---|
| 沙 | 青黑 | 淡 | 至冷 | 味厚於氣陰也 | 腥 | 天泡瘡 | 〔療〕〔別錄云〕塗傅蝎螫溫則易之及妊娠得時疫病以傅心下令胎不傷 |

併療卧忽不寤勿以火照照之郎

殺人但痛嚙其踵及足拇指甲際

而唾其面卽活以井底泥塗目畢

令人垂頭於井中呼其姓名便起

石之土

代赭 赤土 無毒附

代赭

三三

赤土

代赭
本經

出神農

主鬼疰賊風蠱毒殺精物惡

鬼腹中毒邪氣女子赤沃漏下
以上朱字

神農本經

帶下百病產難胞衣不出墮胎養血氣除

五臟血脉中熱血痹血瘀大人小兒驚氣

入腹及陰痿不起　名醫所錄　以上黑字

【名】須丸　血師

【地】【圖經曰】生齊國山谷今河東京東山
中亦有之以赤紅青邑如雞冠有澤
染爪甲不渝者艮古方紫丸治小兒
用代赭云無真者以左顧牡蠣代之
乃知真者難得今醫家所用多擇取
大塊其上有如浮漚丁者為勝謂之
丁頭代赭【陶隱居云】舊說是代郡城
門下土江東人絕其物矣【唐本汪云】出
彼間赤土非復真物
姑幕者名須丸出代郡者名代赭此
石多從代州來云山中採得非城門
下土又言生齊地山谷今齊州亭山

本草品彙精要　卷三　玉石部

三五五

性　寒洩緩

味　苦甘

色　紫赤

用　如雞冠光澤有浮漚丁者佳

時　採無時
　　生無時

中紫如雞肝大勝齊代所出者

地掘深四五尺得者皮上赤滑

古來用之今靈州鳴沙縣界河北平

而紫色且暗此物與代州出者相似

如雞冠且潤澤土人惟採以丹稜柾

出赤石其色有赤紅青者其赤赤者赤

氣 氣薄味厚陰也

臭 朽

主 驚風辟鬼魅

行 手少陰經足厥陰經

助 赤土以乾薑爲使

反 畏附子天雄

製 [雷公云] 凡使不計多少用臕水細研
盡重重飛過水面上有赤色如薄雲
者去之然後用細茶脚湯煮之一伏
特取出又研一萬匝方入用淨鐵鎗

一口著火得鐺熱底赤即下白蠟一
兩於鐺底遶巡間便投新汲水衝之
於中沸一二千度了
如此放冷取出使之

治 療女子崩中淋瀝不止
及生子不落末溫服辟鬼魅 日華
子云 止吐血衄鼻衂腸風痔瘻月經
不止小兒驚癎府疾反胃止瀉痢
脫精尿血遺溺金瘡長肉
安胎健脾及夜多小便

舍 以一兩合米醋一升用火燒代赭通
赤淬米醋中以盡為度搗羅如麵用
湯調下一大錢療小腸氣癨 ○赤土
不計多少研碎空心溫酒調下一錢
療風瘮疼
痒不可忍